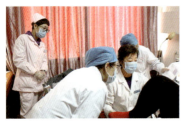

日常，作者从北京前往内蒙古旗县进行宫颈癌筛查的现场

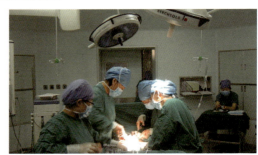

2010 年，作者为女性患者进行手术的现场

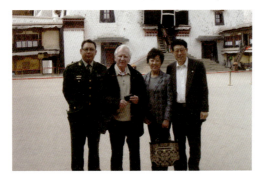

2011 年，作者与乔友林教授陪同诺贝尔奖获得者豪森教授来到西藏

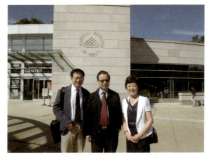

2014 年，作者与郎景和院士及其学生前往世卫组织（WHO）开会

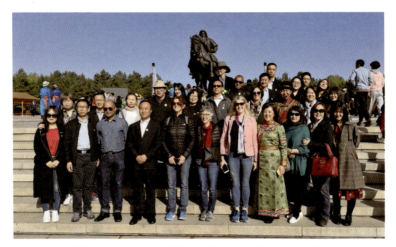

2019 年，世卫组织（WHO）再次前往鄂尔多斯进行宫颈癌防治成果的考察

2020 年 8 月 1 日，鄂尔多斯准格尔旗的郝晔，成为中国第一个接受免费 HPV 疫苗接种的女孩

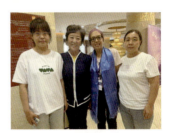

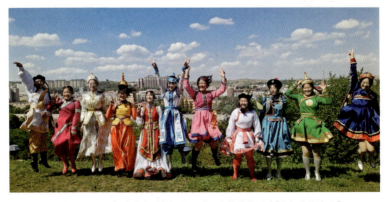

世卫组织（WHO）2021 年消除宫颈癌行动日活动中的获奖照片"鄂尔多斯少女"

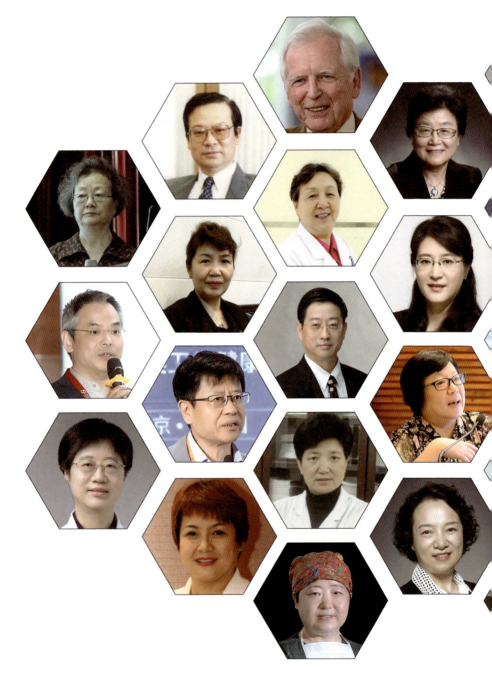

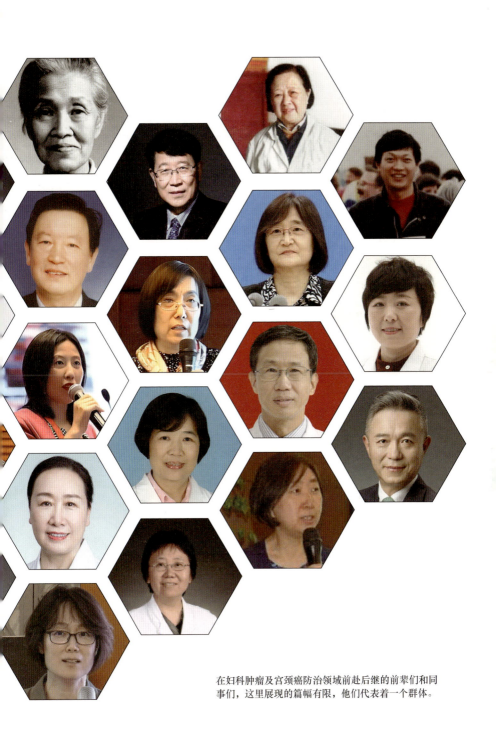

在妇科肿瘤及宫颈癌防治领域前赴后继的前辈们和同事们，这里展现的篇幅有限，他们代表着一个群体。

我们一起面对

关于 HPV 与战胜宫颈癌的故事

段仙芝　著

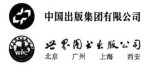

中国出版集团有限公司

世界图书出版公司

北京　广州　上海　西安

自序

6年。还有6年。2030年将是个喜悦的年份，我从昨天、今天和明天的工作中，能够看到未来的那一天。

那一天很大，我很渺小，我就这么愿望着，成为日常中为数不多的执念。

2018年，世界卫生组织（WHO）首次提出消除宫颈癌的全球行动倡议。消除，是指宫颈癌发病率控制在4/10万以下，不等于消灭。

2020年，WHO正式发布《加速消除宫颈癌全球战略》，设定在2030年全球实现消除宫颈癌"979"目标：90%的女孩15岁前完成HPV疫苗全程接种，70%的35到45岁的妇女接受高准确度的宫颈癌筛查，90%诊断明确的宫颈疾病患者得到合适的治疗。

《加速消除宫颈癌全球战略》包括三个关键措施：疫苗接种、筛查和治疗。WHO总干事谭德塞说："消除任何癌症曾经看起来是个不可能实现的梦想，不过我们现在拥有成本效益高、基于证据的工具来实现这一梦想。但是，只有我们下定决心在全球范围内扩大使用那些工具，我们才能消除作为公共卫生问题的宫颈癌。"

在这项伟大的宣言中，194个国家许下了承诺，中国也是其中之一。

2030年，宫颈癌，将成为人类第一个有望消除的癌症。

在2014年的WHO《宫颈癌防治指南》里写道：所有（宫颈癌）患者的死亡是不必要的。导致宫颈癌的HPV病毒，有着一个巨大的家族，几乎不可能被完全消灭。也许，人类第一次向一种癌症宣战，定格2030年这个时间显得过于乐观。但，中国以庞大的人群基数、积极的应对政策，以及国产疫苗的研发和加入，让这项计划看到了更亮的光。

我记着未来这个日子。那一年我将刚好78岁。

目录

看星

　　《人物》杂志帮我总结：15年，1500多公里，往返800多次，是我与鄂尔多斯的约定。其实作为医生，顶着星星上班、赶路、下班，都是常有的事。

我随时随地都是值班医生，

无论是什么时候，无论在什么地方。

——林巧稚

　　这天下午，我从首都医科大学附属北京同仁医院下班，急忙打车到大兴机场，赶晚上7:50飞伊金霍洛机场的航班。伊金霍洛旗，是呼包鄂榆及周边地区重要的立体化交通枢纽，伊金霍洛机场，我们也称它为鄂尔多斯机场。

　　这趟航班总是非常准时，21:35抵达鄂尔多斯机场后，手机电话铃声响起，乌审旗妇幼保健院派出的驾驶员已经在机场外面等我了。是的，我的目的地是乌审旗，与机场距离大约170公里，两个半小时后，我们抵达乌审旗妇幼保健院提供的宿舍。内蒙古的夜晚，天空总是高远而透亮，由上而下地空旷。

　　每次出任务前的一到两个月，属地医院会将筛查的地点告诉我。这次前来，乌审旗妇幼保健院的院长早就发过了信息，我总共要去旗里的6个乡镇做两癌筛查：苏力德苏木、无定河镇、嘎鲁图镇、乌兰陶勒盖镇、乌审召镇、图克镇。

　　苏木，你可以理解为"乡"或"镇"，它在蒙语里为"高于村的单位"。一般来说，镇是工业区，乡是农业区，而苏木则是牧业区，中华人民共和国成立后，"苏木"成为内蒙古自治区独有的乡镇级行政机构名称，最高行政长官称"苏木达"，即"乡长"或"镇长"之意。后面我有可能提到"嘎查"，"嘎查"就是"社区"或"村"的意思，是内蒙古自治区基层群众自治组织，负责人称"嘎查达"，即"村委会主任"。

每次前来，我都是从北京出发，忙完再回到北京。由于时间的原因，每次我只能去名单里的一两个乡镇，再回来时就去余下的地方。这次要去的是嘎鲁图镇和乌审召镇，嘎鲁图近，乌审召远，遵循由近及远的便利原则。

早上起来，又是一台车在等我了。这是一台救护车，里面拉着检查用的阴道镜等器材和一些耗材，有时还会多带一些备用品，像检查床，有时当地不一定够用。同行的还有六个人，有妇幼保健院的院长、妇产科主任、医生、护士，还有负责登记数据的统计员。我们坐在救护车内两边的长条凳上，聊聊工作，唠唠家常，不久便抵达嘎鲁图镇卫生院。

乍眼望去，人山人海的样子，实际上是有将近两百号人。在地缘广袤的内蒙村镇，人和建筑都是稀疏的，能看到这么多人的大多是集市、节日或者景区。实际上，在我们来之前，当地乡镇卫生所已经把能动员的女性和往日病人都通知到位了，她们来得很早，站在院子里，坐在院墙根，或者倚在树下三三两两地聊天，汉语蒙语混杂在一起，构成我熟悉的背景乐。

同事们开始搬运设备，进入登记室和检查室准备，我就站在院子里，开始新一轮的科普。2005年，我们开启了全内蒙古

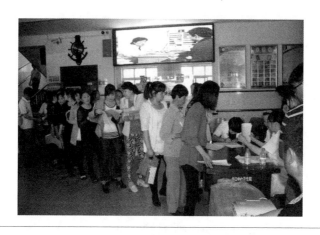

近年基层两癌筛查登记现场

乳腺癌和宫颈癌筛查知识的培训和宣讲，我主要负责两癌筛查中的宫颈癌筛查部分。这次主要还是告诉老乡们，不要有顾虑，早筛早发现，早治早健康。

进入检查室的女性，需求也不一，有专门前来筛查的，有检查出问题来看病的，有做完手术想复查的，也有单纯就想来问问题，甚至是帮自己亲朋好友问问题的。她们面对我，有时会露出胆怯的神情而吞吞吐吐，一方面是由于很多大龄妇女汉语不太流利；另一方面，虽然我是土生土长的内蒙人，但在朴实的乡亲眼里我是北京来的专家。

还有一个原因，在第一次来做筛查的女性身上比较常见，她们往往十分羞怯，不好意思脱衣服，更不适应上检查床的特殊姿势。不过顺利的是，我轻轻安抚几句，指导一下，她们便十分配合。我也知道，一定有些内心十分抗拒的女性，她们就不会前来，来的都是有心理准备的。也有一些有心理准备的，临阵说不检查，给看看B超行不行。我也就略显严肃地说，不行，必须查，这是两码事，不过，你的B超我也一定给你看。同时我心里也想，那些内心抗拒的老乡们，再有机会我就亲自去游说。

我是蒙古族，但在医学领域也只会用汉语表达。一位70多岁的老人，说着蒙语，她的女儿在旁边翻译着，我努力地听着，我怕我的听力大不如前。这位老人并不在之前动员筛查的年龄段范围内，她绝经很久后阴道流血，并且有一段时间了，听说我来便过来咨询了。

用肉眼从阴道镜检查老人的情况，我基本就能确诊她患有宫颈癌了，并且凭经验判断她已经是晚期。我借口上洗手间离开了一下，让同事把她女儿叫过来，大致说明了病情，并让她去自治区医院好好检查一下，并做好放化疗的心理准备。这孩子非常顺从，脸上流露出难以掩饰的害怕和难过。我加了她的微信，并叮嘱之后可以继续和我联系。

筛查过程中，我有种习惯性紧张，就是紧张看到比较肥胖

段医生提示：

这些有点肥胖的年轻姑娘前来，往往仅仅是由于月经不调、难以怀孕等原因，但常常会查出来多囊卵巢综合征，偶尔也会查到宫颈不同程度的病变。在我的已出版的《我们一起面对：一位妇产科医生的诊疗手记》书中我专门写过"多囊卵巢综合征多与肥胖相关"，肥胖问题必须得到年轻朋友们的重视。

的年轻姑娘。

能够让乡亲们愿意来筛查，相信卫生院，信任我和我的同事们，还有一个原因就是能及时地治疗。这对我来说是顺手的事情，我也愿意为此负责任；但这对于病人来说，省去了很多流程与环节，省去了一趟一趟跑来的舟车劳顿，最重要的是省去了等待治疗的日子里的恐慌和困惑。

我"顺手"治的情况很多，有些是发现患者宫颈表面有息肉，我就直接取掉了，取后送病理做化验，大多没什么大事。也有绝经后妇女要求取环的，这类也比较多，如果带有B超并显示子宫内膜不厚，我也就当时给取了。做筛查的时候"顺手"治疗的，总有那么一两成。

中午在卫生院的食堂吃饭，我是觉得特别来劲。别看食堂的饭菜简单，但对于内地的朋友们来说，是足够有民族特色的了，肉多，奶多，面食多，有时还能吃到用荞麦面做的甑糕，用流行话来说是非常"硬核"，能够迅速填饱肚子，筛查、治疗，哪怕是去草原放羊，体力都没问题。

下午的工作还是照旧，我们一般会在下午6点太阳落山前结束工作，因为很多老乡是从各个嘎查前来，草原上路程可不短。

晚饭后，我们都入住乡镇招待所。又是一个天大地大的夜晚。偶尔会有老乡来找我，有的因为白天交流时间短、没听明白，有的因为突然想到了别的病情，不一而足。再晚些，我就扒拉手机，摆弄微信。因为我会把微信留给发现病症的人，年

纪大了、人太多，我记性也不好，就得单独留出时间来给加上
的朋友做备注，比如"托娅-布尔陶亥-原位"，就是准格尔旗的
布尔陶亥苏木的一名叫托娅的病人，要准备做宫颈原位癌手术。
当然，这里女性朋友的名字都为化名。

　　一般来说，我们在每个镇子都会待一天半，第二天下午就
会赶往另一个镇上，而第二个镇子往往就非常远了。全程结束
后，我们再赶回乌审旗，多数时候，我会在旗里再进行为期两
天的工作，坐诊一天，手术一天半，第三天上午做完手术，下
午赶去伊金霍洛机场飞回北京。往往有时候遇到复杂一点的手
术，就赶不上下午4点的飞机，但还好晚上10点还有一趟，在零
点以前就能降落北京。

　　在内蒙的每一个夜晚，我都是同样的入睡方式，也会在第
二个早晨在同样的时间醒来，只是头脑中记着的那些名字、病
症和计划，让我感觉每一个黑夜和白天都崭新崭新的。

手术日

——我的手术日往往安排得满满当当，妇科肿瘤让我揪心，宫颈癌及癌前病变让我揪心。在宫颈癌三级预防里，及时而有效的治疗是最后的硬仗。

手术的实施是通过技巧来完成临床决策的过程……

其中决策占 75%，技巧占 25%。

——郎景和

问诊和赶路是我的日常。在这日常里，一周有至少两天是我的手术日。

不知道现在还会不会遇到这样的问题，在很久以前，我的一位病人检查出一点小问题需要进一步确认并进行手术，但是她没有医生"手术日"的概念，出去后便一直等待我下班，再来问我能不能当天或第二天给她做了，为此我解释了好久。

我的手术日，大体是固定的并且是提前公示的，具体手术的安排，也都是所在医院按照管理制度和病人情况排好的。公立医院每天的手术量巨大，如果医生按照自己的想法随时去安排手术，那么医院的管理一定会乱掉。整个手术的前后，需要管理人员、麻醉医生、护士等同事们的精心准备和通力合作，所以必须要有严格的规划。集中进行是高效的、科学的，患者朋友们不必担心。除非是有急诊手术，就像大家在电视上、小说上看到的那样，在面临着紧急情况、需要立刻抢救的时候，手术就成为刻不容缓的第一优先。

读过《我们一起面对：一位妇产科医生的诊疗手记》的朋友们也许记得我，**我是段仙芝，一名妇产科医生**。我们的科室，每天进行手术的台数算是比较多的，还有骨科、普外科这类。如果是神经外科、心脏外科就会少很多，因为手术复杂、技术含量高、耗时长。另外，同样的手术项目，由于不同级别医院的接诊量不同，手术量也不同。

这一天我在准格尔旗大路人民医院，进行了12台手术，次日有5台。在我的手术日，平均一天是五六台的样子。

我70多岁，就像年轻人说的那样，到了早上自然就醒，晚饭后就想打瞌睡的年纪。我享受了一名老人家和一名老医生的福利，不用像年轻人一样三班倒，节假日偶尔在城里值班也都是值白班，和夜班医生交接的时候，我会翻翻口袋里的小面包、小肉干，送给辛苦的年轻人。尽管我已经是个老医生，可奇怪的是，每当手术日，我就比平常早醒一点点。

不到6点起床，脑补一下当日即将发生或有可能发生的情况，收拾收拾，7点吃饭。一般来说，我8点会到当地医院，换上白大褂，先查房，看病人。

这一天12台手术，也就是我有12个病人。他们都是我以前查过的，确诊好的，有些是我查出病，让他们来住院的，有个别是当地医院自己检查出来的。

由于我并非准格尔旗大路医院的医生，在我查房的时候，是一个"多出来然而重要"的角色。

你知道吗？

　　一般来说，病人住院后，每天要面对的是主任医生、主治医生和管床医生。所以你会看到不同面貌、不同批次的医生来到你的面前，有时候，还会遇到大主任带一大群人来"微服私访"，或者医生带着学生们前来问询。

　　我查房的病人，都是即将接受我做手术的，因而一个"查房组"不论怎么搭配，都至少有我。

　　查看完第一个需要手术的病人，没什么问题，病人就被接到手术室进行术前准备，我再继续查房看病人，差不多一个半小时查完，便到手术室开始手术了。当地医院配合得非常好，一台手术快做完时，另一台手术病人已经麻醉好了，在等待中。我抓紧时间把上一个病人的术后标本给家属看，并交代病情后，很快刷手（术语，术前刷手是标准步骤），走进另外一间手术室，消毒，穿上另一套手术衣。

　　目前我们国家的手术室还是以单式为主，就是大家经常看到的，医生从一间走到另外一间。一般来说，大型、超大型医院会有几十甚至上百间手术室，小一些的医院也有几间手术室，这几年我也曾听说过一种大手术室，在一个完全开放的大空间内，设置一种可容纳3~4台手术同时开展的综合性平台，我很好奇并期待能够尝试，它对我们加快手术周转、手术提效和优化配合应该有益。这是我个人的小念想。

关于手术的顺序安排

实际上，如果好几台手术，医生们会遵循相应的规则来安排手术，比如：老人和小孩排在前面，他们耐受力较差，特别是一些糖尿病和身体虚弱的患者，有可能会出现低血糖；清洁手术排前面，污染手术放后面；有传染病的病人排后面；复杂手术一般排前面，也有医生会根据精力安排来做其他调整。因而请朋友们放心，无论是几台手术，无论你排在第几台手术，医生都会全力以赴。总之，手术的指南是精要的，手术过程是复杂的；手术时间是不能完全确定的，但医生在手术台上必须争分夺秒。

这个手术日，过得不快也不慢，从差不多上午9点进手术室，到夜间11:30，手术全部做完。曾经有年轻朋友心疼我，做一天手术，站那么久，担心我老胳膊老腿受不了，担心我得静脉曲张之类。我也蛮感动，同时实话实说，我在手术过程中受的辛苦，比很多科室的医生少得多。比如骨科，遇到一些髋关节、脊柱等较深位置的手术，遇到髓内钉、关节置换等操作复杂且空间需求大的手术，还有如髋关节置换等复杂且有溅血可能性的手术，都必须全程站着，高度也是不能够随便调节的，因为两手两前臂和前胸属于无菌区，必须满足无菌要求。而我做的手术中，大部分是宫腔镜下手术，我是可以坐着做手术的。

在这12台手术中，与宫颈癌相关的手术就有9台。

其中，单纯宫颈癌前病变的手术，只有3台；宫颈癌前病变合并子宫肌瘤的手术有2台，其中一个是黏膜下肌瘤，一个是浆膜下肌瘤；宫颈癌前病变合并子宫内膜息肉的手术有3台；宫颈癌前病变合并功能性子宫出血的手术有1台。

其余的3台手术中，单纯黏膜下子宫肌瘤手术有2台，子宫内膜早期癌症手术有1台。

在这12台手术中，需要进行开腹手术的，有2台。1台是宫颈癌前高度病变合并多发子宫肌瘤，并且是浆膜下肌瘤，子宫约孕14周大小，还伴有左卵巢囊肿将近6cm。在《我们一起面对：一位妇产科医生的诊疗手记》书中对子宫肌瘤有相关论述。

你知道吗？

根据子宫肌瘤的不同发生部位和不同生长方式，可以分为肌壁间肌瘤、浆膜下肌瘤和黏膜下肌瘤。其中，肌壁间子宫肌瘤是子宫肌瘤的主要类型，很多时候不用早早介入；黏膜下肌瘤往往采用宫腔镜下切除，这种手术相对较小；浆膜下子宫肌瘤，是肌瘤向子宫浆膜层面进行生长，并且突出于子宫表面，经常会合并其他病症并需要开腹手术。

另外1台是子宫内膜癌手术。

子宫内膜癌是一种"嫌贫爱富"的病，是原发于子宫内膜的上皮性恶性肿瘤，是子宫内最常见的癌症类型，也是全球女性第六大常见癌症。说它是一种"富贵病"，是因为它在经济发达的国家和地区发病率更高。该病不仅与月经失调、不孕不育等有关，还跟肥胖、糖尿病、激素类药物乱用等有很大关系。

在内蒙古做两癌筛查期间，我每年都会查出3~5例的子宫内膜癌。

其他手术，都是宫腔镜下手术。开腹手术，每台需要1.5~2

小时乃至更长，宫腔镜会快一些，顺利的话一般半小时到一小时即可完成。

在这12台手术中，其中一台因宫颈癌前高度病变累及腺体，并合并子宫肌瘤让我分外揪心，直到次日凌晨都难以入睡。

这位病人兰兰45岁，患有子宫腺肌症，同时多发性子宫肌瘤，放了两次曼月乐都由于大量出血，没有保留住。她长时期处于贫血状态中，正常人的血红蛋白是12~14g/dL，但是她只有8g/dL。兰兰要求保留子宫，选择宫腔镜治疗。

 你知道吗？

> 子宫腺肌症主要表现为经期腹部疼痛、经期延长、月经量增多，部分患者还可能出现月经前后点滴出血，严重的患者可以导致贫血。其恶变率较低，不像肿瘤一样会四处扩散而导致生命危险，但是它的复发率较高，生长并与其他器官黏连后会有"良性疾病恶性发展"的情况出现。

病人的肌瘤比较大，宫腔内发现4个，最大的有5cm，宫腔也比较深，有10~11cm，整个手术切割时间长，出血多。手术临近结束时，病人突然血压下降，呼吸困难，出现失血性休克症状，我们全体手术室的医务人员经过积极抢救，止血，补充血容量，进行血压管理。抢救时间不是很长，也或者是我忘记了时间有多长。在病人体征平稳后送ICU观察，我才感觉到，时间真是漫长。

这是当天的第10台手术，我定定心神，抓紧赶到下一间手

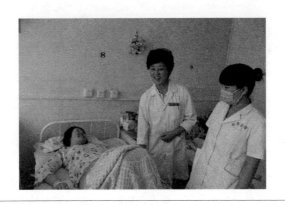

日常术后查房

术室。最后两台手术比较顺利，很快就做完了。出手术室后我又去ICU看了抢救患者，她已经体征平稳，我稍加安慰后离开了医院。这就算是下班了。

凌晨时分我看手机，老伴打来的未接电话十多条，还有几百条微信信息，还有驾驶员在保健院外面等着送我回宿舍。这时候，疲倦的感觉还没上来，我还有点恍惚。抬头，星辰漫天。

第二天继续。第二天5台手术很顺利，晌午便做完了。扒了几口盒饭后我赶紧跑到ICU，病人已经醒过来，平安无事。

我轻松了许多，快步去到其他病人那里查房，告诉她们术后注意事项、复查时间，并把头一天病人手术后阴道塞的纱布取掉。这些是我在的时候能做的，我不在的时候，其他医生都会做这些。

查完房后的当天下午5点左右，我离开医院，司机师傅开了两个小时把我送到了呼和浩特东站，我买了张高铁票回了北京。

下车后打车，回到家，走在小区里，又是一番星辰。

年轻人

　　我在大城市和基层旗县接诊的年轻人不在少数。关于青春，有着多种多样的诠释和象征，而在医生眼里，这一时期的女性向上而又脆弱，她们往往不能获得足够的医学保护。

年轻时，我的生命有如一朵花，

当春天的轻风来到她的门前乞求时，

从她的丰盛中飘落一两片花瓣，

她从未感到这是损失。

——［印］泰戈尔

在生活中、在工作中、在回忆里、在文学作品中，人人都渴望年轻。年轻的概念，被我们以千千万万种方式诠释着，年轻人，被形形色色的竞争资源包裹着，被纷繁复杂的人际关系纠缠着，被日新月异的新鲜生活诱惑着，也被各种各样常见病与非常见病侵蚀着。

我每天接诊的年轻人，不在少数。在这里，我暂把年轻人的概念诠释为未婚未育女性，或者20多岁的女性，或者说青春期到性成熟期的女性。总之，这类，是我惊讶于、着急于"怎么年纪轻轻就得了这病，不能认为年纪轻就这么不注意"的年轻人群体。

我所遇到的，单纯宫颈癌前病变的患者，年轻人不在少数。而癌前病变或已经形成癌症并合并其他妇科疾病的，以年龄大一些的女性居多。

我最近总是想起一个年轻女孩，她面对着我，脸上写着大大的疑惑。

　　24岁的晓玲是我在做宫颈癌筛查时遇到的姑娘。她说，筛查不筛查都行，但是身体已经不舒服一段时间了，主要是白带增多、腹部隐痛，性生活偶尔出血。

 段医生提示：

　　正常来说，遇到有外阴不舒服或者单纯白带出现问题的患者，我一般会建议查是否有滴虫、霉菌、细菌阴道病，如果这些都没问题，再去建议查一查是否感染HPV。

　　那时，正好我在筛查点，我们也有全面普筛的任务，我就让晓玲赶紧做一下TCT-HPV检查。

　　在《我们一起面对：一位妇产科医生的诊疗手记》书中我们提到过宫颈癌的"筛查三阶梯"：

关于宫颈癌筛查三阶梯

　　第一阶梯：TCT（细胞学）和HPV检测，是用于所有女性的宫颈癌筛查的初筛手段，通过用一种毛刷在宫颈表面取子宫颈周围的脱落细胞，以及宫颈管脱落细胞，进行TCT和HPV检查；

　　第二阶梯：当TCT和HPV检查提示阳性时就需要进行第二阶梯的宫颈癌诊断，就是阴道镜检查，确定病变的范围及程度，指导活检；

　　第三阶梯：如果阴道镜下宫颈上皮表现可疑，就需要进行第三阶梯的检查，就是在阴道镜下取宫颈可疑病变部位进行活检，组织病理检查，做成切片在显微镜下观察病变程度，做出明确诊断。

晓玲的常规妇科检查发现阴道炎，TCT-HPV则不乐观，TCT显示为ASCUS，代表宫颈有异常细胞，HPV显示有16型感染。做阴道镜活检，取样，送病理后，确诊为CIN2-3级累腺，属于宫颈癌前高度病变。

你知道吗？

宫颈癌前病变分为一级、二级、三级，也即大家在报告上看到的CIN1、CIN2、CIN3，到三级的时候就表示上皮细胞完全被HPV病毒攻陷，此时便是重度非典型增生，再严重就会发展成浸润癌。在CIN1阶段大多数还可以自然消退，可以采用定期随访的方法；CIN2、CIN3需要进行手术治疗切除病变，治愈率可达到100%，只有晚期宫颈癌因无法遏制肿瘤发展形成癌细胞扩散，才会有致死的风险。

累腺，就是"累及腺体"，即癌前病变组织占据宫颈上皮的2/3以上，并且累及腺体内的上皮。但是没有突破基底膜，并不是宫颈癌，是属于较严重的宫颈癌前病变。

我告诉晓玲，你需要做一个宫颈锥切手术。

晓玲完全没有心理准备，甚至在我说出癌前病变、阳性、16型、手术这些关键词的时候，她的精神还在一个老远老远的地方。

"晓玲，你打过HPV疫苗么？"

"没有呢。"

"你知道HPV阳性的意思么？"

"知道呢，好像是很常见的。"

"那么你知道HPV的亚型么？16型是危险的。"

说到这里，晓玲终于回过神来了，声音发颤："你是说，我要把子宫切掉了……"

我看着晓玲已经紧张到有点低血糖状，嘴唇发白，于是把病症简单描述，挑能安抚到她的重点："我要给你做的手术，是宫腔镜下手术，不用开腹，因而不算太大的手术"，"你现在发现得并不晚，只是癌前病变，还没有恶化成癌症，你来检查真的还蛮幸运的"，"我给你做的手术，是保留子宫的，顺利的话你不久就会康复，不影响生育"，同时我也说明了严重性，"要是不抓紧手术，可能很快会发生癌变，不仅子宫可能保不住，生命还可能保不住了。"

及时手术、能够治疗、能够痊愈，晓玲是听明白了。

在我写单子的时候，她怯怯地问了一句："是不是要怪我男朋友，我也不知道要怪哪个男朋友。"

我一时间不知道该怎么回答。

我是20世纪50年代初期出生的女性，那时候的观念与现在差别非常大，但这些年一路走来，所接触的社会、所受到的教育、所问诊的病人，都让我明白，当下社会中的女权主义争取性别平等、避孕和避孕药的正常化、性行为的自主正常化，都在诠释着社会进步中应有的观念。

要塑造一个什么样的性别平等的人类社会，这个我没有概念，要塑造一个对女性健康更加关爱的社会，是我的期望和实践。

我告诉晓玲，免疫障碍、生活不规律、熬夜、性生活混乱、性伴侣较多、多次流产等等，这些因素都会造成病毒持续感染，继续发展成癌前病变甚至癌变。

不过，我提醒晓玲，以现在的状况，可以推断她有可能已经感染几年时间了。

 你知道吗？

> 严格来说，所有的恶性肿瘤都有癌前病变，但并不是所有的癌前病变都会发展成恶性肿瘤。癌前病变是指恶性肿瘤发生前的一个特殊阶段。当某种或者所有的致癌因素去除以后，癌前病变可以恢复到正常状态，但是如果致癌因素持续存在，癌前病变就可以转化成恶性肿瘤。

广义上的癌前病变的概念也包括了癌前的状态，比如慢性胃溃疡是一种癌前状态，但并不一定发展成胃癌。狭义的癌前病变是一个组织病理学的概念，是指癌变倾向较大的病变，比如异型增生和原位癌，WHO规定恶变可能性大于20%的病变才属于癌前病变，但没有对病变发展的时间加以限制，病变的过程可能比较缓慢。

我边说着，晓玲流露出年轻人清澈的认真，她向我坦言，自己14岁就有性生活了，的确谈过不少男朋友。

我告诉晓玲，让她自己决定是否与男朋友或者家里人商量手术的事情，毕竟手术需要签字人。

段医生提示：

　　宫颈癌的癌前病变，就由CIN表示，并分成了清晰的三个阶段。宫颈癌，有着非常长的赘生期，也称为"警告期"，这时期，属于可治疗的癌前病变。

　　一般来说，感染高危型HPV并进展成CIN2需要2~3年，导致CIN3需要3~5年。当然，它的进程和个人的免疫力以及治疗情况有关，也有一些患者由于身体免疫力比较强，达到三级的时间会比较晚，甚至可达到20年之久。

　　晓玲走后，我刚好要去下卫生间，也趁着检查的间隙，甩甩手、甩甩腿，活动下筋骨。

　　我一眼看到背向我、蹲在角落打电话的晓玲。

　　她身穿鹅黄嫩绿颜色的连帽卫衣，那颜色就是跳动的颜色、生命力的颜色、年轻的颜色，又因为蜷缩着，她的身躯显得那么小，那么无助，那么迷茫，我期望她能够获得身边人的谅解和支持，陪伴她度过这一关。

　　我期望我尽快在手术台与她再相遇。

　　这两三个月来我接诊的病例中，发现宫颈有不同程度病变的，还没结婚的小姑娘就有四五个，而且基本都是高度病变，还有一个是宫颈原位癌。而且得原位癌的这个小女生，才19岁。

段医生提示：

对于我们这个领域的医生来说，与宫颈原位癌相遇，算是比较普通的相遇。因为原位癌是宫颈癌分期最早的恶性肿瘤，一般肿瘤局限于上皮细胞内，没有宫颈周围组织的侵犯。这个分期的宫颈癌治愈概率是比较高的，一般进行宫颈锥切手术切除即可，对于年龄大于45~50岁的患者，我们有时会选择子宫全切术。但，如果原位癌的病变不进行抑制的话，就会突破上皮组织，这便会成为浸润癌。

后面我们会单独细说病情分期、癌症发展与治疗方法。

你知道吗？

从高危型HPV感染到发展为宫颈癌，通常会经过这些步骤：HPV感染—HPV持续感染—宫颈上皮内瘤变—原位癌—微小浸润癌—宫颈浸润癌。

19岁的小姑娘病变为宫颈原位癌，可恶的HPV病毒至少在她年轻的身体里面"攻城略地"有几年时间了。

从 HPV 感染到癌变过程

通常情况下，HPV病毒很难穿透皮肤到达身体内部。但是当条件充足，它便通过皮肤黏膜微小损伤侵入表皮。

进而，表皮中具有增殖能力的基底干细胞遭受感染，导致病变。

而后，成熟病毒会集中在表皮上部，病毒随表皮更新而排出体外。这时，造成自身接触传染和人与人之间传染，内裤、浴盆、浴巾、便盆都有可能是载体。

病毒感染人体后，可潜伏在基底角朊细胞间，在表皮细胞层复制，并侵入细胞核，引起细胞迅速分裂，同时伴随病毒颗粒的繁殖与播散，形成特征性的乳头瘤。

高危型病毒如果在皮肤和黏膜长期存在，其与人体的抑癌物质结合并促其降解，病毒DNA整合进入宿主染色体，导致染色体不稳定、DNA复制转录紊乱而诱发癌变。

我难过的是，这病毒走了长长的一段路，最后在这么年轻的身体中定格为癌。

这么长的路里，我们但凡多警惕一点，多注意一些，多呵护一下自己，就能避免这些险恶的事件发生。

 段医生建议

在女孩子们十几二十几岁的年纪，就把HPV病毒的侵略扑灭于前期，我们是有办法的，我们是有手段的，我们是时时刻刻准备着的。这也是我和我的团队一直在为之努力的。

疫苗、HPV、病毒、癌症、宫颈、女性、年轻人，这是我在这本书中，想一说再说，反复说的。

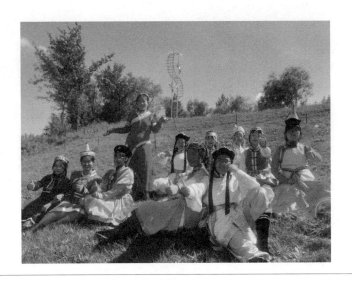

美好年纪的鄂尔多斯少女们

往事

　　在内蒙古草原长大的我，早早就认识了宫颈癌带来的生离死别。我所认识的第一种工作是接生，我所想消灭的第一种癌症是宫颈癌。这使我成为一名妇科全科医生。

健康是一种自由，

在一切自由中首屈一指。

——［瑞士］亚美路

我很小很小的时候，大约是20世纪50年代吧，我不知道什么叫工作，什么是职业。在大大的草原上，在滚滚的黄河边，在小小的村庄里，我眼中最忙碌的人是一位老奶奶。

老奶奶每天都背着一个大包袱，风风火火经过我身边。有时候，老奶奶身边是某个汉子，一样着急忙慌地随着走。老奶奶有时候看到我，会用一瞬间的时间夸我一句"丑丑真俊啊"，等声音传到耳边的时候，老奶奶已经走到三米开外了。

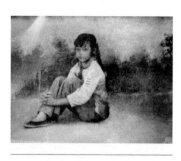

小学三年级时的我，乳名丑丑

我的爷爷告诉我，她是村里的接生婆，不仅给本村女人接生，还被叫去邻村接生。我爷爷说，这是村里最能的女人。

能、忙、女人、接生，就是我最初对"女性职业"的认识。

我上中学的时候，早早知道了什么叫"乡愁"。内蒙的村庄，或者说嘎查之间离得非常远，上小学就得走七八里路，上中学就更远了，我感觉远得像天边一样。我的父亲送我上中学，我们背着行李走了三天，才到沙圪堵准格尔旗第一中学报到。住校的时候，闲暇时我就会想家、想爷爷奶奶，想着家里的羊、狗，想回去挑挑水、做做饭，还想着那位忙碌的老奶奶，听她讲讲接生的故事。

直到我14岁那年的暑假，我回到家，去找老奶奶和她家的孩子们玩。老奶奶的女儿告诉我，额吉走了。

我说，走了，又去哪个村了？

她女儿说，母亲得了病，下半身流血不止，没多久去世了。

我对遥远的生死一向无概念，只是记得当时震惊得说不出话来。

后来才知道，老奶奶是得了宫颈癌去世的。

也是后来才知道，老奶奶去世的时候，只有50岁。

50岁，在幼小的我眼中，是老奶奶了。

50岁，一位接生的老奶奶，而我在50岁的时候，是一名妇产科老医生。

如今我72岁。遇见50岁的女性病人，我会宽慰道：放平心态，好好治疗，你看你，这么年轻。

在我成为一名医生之前，就知道一种村庄里的坏东西，一种叫作"倒开花"的病，大人们说，这是一种"不治之症"（实际上就是宫颈癌）。

在我长大的过程中，因为宫颈癌和其他癌症离开人世的，有我的邻居、有我的师父、有我的亲人。

上高中后，我放假回家，找小花一家玩。小花和我同岁，她的爸爸妈妈勤劳朴实，爱唱爱笑。这天小花一见我就扑上来哭了，说妈妈半年前得了"倒开花"走了，爸爸最近身上总是疼，肚子疼到直不起腰来。那个时候，农区牧区乡亲们的生活不富裕，经常小病拖成大病，大病没钱治疗，就靠着坚强的意志力忍着，直到忍不住倒下。我说服小花，无论如何拉着父亲去看病，要去外地，去大医院。

小花的父亲后来确诊了胃癌，在治疗半年后去世了。小花后来和我说，要是早点来大医院就好了，来晚了，留不住爸爸了，爸爸去天上找妈妈了。

1971年，我高中毕业了，准格尔旗医院当时正在招聘护理员，我就被录取了。我们医院的妇产科往往比较忙，医生们经常让我们护理员过去帮忙。我特别兴奋，非常开心，那是我记忆中"接生老奶奶"曾经的工作，那是我年少时懵懂的"初心"。

妇产科有位50多岁的老助产士，我们叫她贾大夫。贾大夫没有文凭，但经验特别丰富，她平时看上去严肃，但一开口又非常温柔。我什么都想干，贾大夫就给了我第一份正式的分工——签名，她接产，我为她签名，她接着忙，我跟着记录。在这个过程中，她教会了我怎么助产，怎么转胎位，怎么让孩子尽快出生，怎么防止产妇大出血，怎么抢救胎儿和产妇。这段时间的学习让我终生难忘，在我心目中，贾大夫就是我岗位中第一位正式的师父。

1973年，经过推荐和考试，我被内蒙古医学院录取，也就是今天的内蒙古医科大学。开学前，贾师父请我吃了晚饭，她告诉我，要学文化，学知识，学这里没有的好技术，什么都能用笔记下来，让以后的孩子们还能看着字就学本事。

上大学的第三年假期，我特地跑去看贾大夫，她已经不在人世了。

我怎么也接受不了：她是医生，她能接生，她能治病，她怎么就没了呢?

医院的同事说，贾大夫患了宫颈癌，发现的时候已经是晚期了，不到半年就走了。

而我那么希望，一个迎接那么多生命的人，是不死的。

1976年大学毕业后，我回到了准格尔旗人民医院妇产科工作。一天，我正在门诊出诊，来了一位50多岁的患者牧仁，她边张望边说要找小段医生看病。

我马上站起来说，你要找的小段医生就是我!

她突然说，我是牧仁，我是你大姨，你没见过我，但你的哥哥姐姐们都认识我。

我听了就晓得了，牧仁大姨，是我姥姥的姐姐的姑娘，我母亲的姐姐。

与大姨见面，就在这医院的妇产科里，我还是顾不得寒暄，忙问哪里不舒服。

大姨说，自己已经好几年不来月经了，但是最近半年又突然出血，像月经又不像，出血量时多时少，最近一个月突然出血厉害，吃了一些药也不管用。

我赶忙让大姨上检查床，发现阴部大量血块，宫颈呈菜花样溃烂，侵蚀到阴道的1/2处，盆腔呈冰冻样改变，已经可以判断是晚期宫颈癌。

我让大姨把哥哥姐姐叫来，告诉他们，必须转到内蒙古自治区医院去做放射治疗了，我们这边没有这样的条件。

大姨不干了：我来这里就是找你治疗的，要是知道转院，还找你干吗？

我当时很难受，顾不上委屈，劝了好久。哥哥姐姐也帮我说话，大姨最后同意了。

大姨随后到自治区医院进行了放疗，病情好转后回家了。又过了半年，病情复发，医治无效离开了人世。

从在旗医院第一次见到大姨，到大姨离世，我们总共见了五面。除了病情，什么都没来得及说。

不知道我是从什么时候起，就有了强烈的给人做妇科检查的意愿。20世纪80-90年代的时候，不像现在卫生资源这么丰富，女性朋友们会有意识地进行体检，定期或者不定期地进行妇检，把疾病和隐患发现在前面。

1986年我已经调到鄂尔多斯人民医院工作。一天下班回家后，一位老家来的亲戚在门口等我，是大爷爷的女儿，爸爸的姐姐，我叫她大姑。

大姑是为了儿子，也就是我堂弟初中毕业后找工作的事情来的，她觉得我有正式工作、有文化，还在大城市鄂尔多斯工作，应该能帮上忙、想想办法。

说实话，我是个笨拙的医生，面对社会也真真是个笨拙的医生，想起工作的路子来，也只能想到当医生。我们商议一番，我建议堂弟接着考学，考个卫校，将来当医生、当护士，都很好。

大姑觉得这个想法好，就准备回去了。我看天色晚了，坐汽车还得五六个小时，就说别走了，第二天从我医院这边去车站。

就这样，在我上班后，看着身边的大姑，鬼使神差地要求她：大姑我给你做个妇科检查吧！

大姑羞红了脸，你这娃子，看病看上瘾了，连大姑都得看看！

这一查，吓一跳：宫颈糜烂，触血。

我顺便帮她取了活检，巴氏涂片可见异常细胞，宫颈活检结果为宫颈癌早期。

我不让大姑走了，几天后让她住院，做了全子宫双附件切除术。术后病理为早期宫颈癌，未见转移灶。

在当时，发现宫颈癌，一般会选择最保守、最稳妥的做法：全子宫双附件切除术。如果是现在，医疗设备和治疗技术这么发达，最重要的是已经对宫颈癌有了全面细致的认识，那么可能在早期阶段，进行一个小手术即可治好。

不过幸运的是，如今30多年过去了，大姑依然健健康康地活着，我们时常再相聚。

堂弟也很幸运，他后来如愿考上了卫校，毕业后分配到旗人民医院工作，后来还当上了院长。

我继续着我作为医生的日常，并如饥似渴地寻找着妇产科这个看起来不大的领域里所有的问题和答案。

识别

　　在我们的共和国尚年轻的时候，就有宫颈癌筛查了。从巴氏涂片筛查到薄层液基细胞学筛查，到今天的HPV筛查，在认识宫颈癌以及成因的道路上，我们是没有落后于世界的。

"这台（德国双筒显微镜）的光源太好，

我还有点不习惯。"

——20 世纪 70 年代，

在河南林县进行肿瘤防治工作的杨大望，

获得周总理特批的一台先进显微镜时说

上文提到的检查中，我提到了巴氏涂片检查。

 你知道吗？

巴氏涂片也叫宫颈涂片，是指从子宫颈部取少量的细胞样品，放在玻璃片上，然后在显微镜下研究是否出现异常。

巴氏在1941年就宫颈细胞病理学分类提出巴氏Ⅴ级分类诊断法，并陆续提出了巴氏Ⅴ（五）级诊断标准。这五级即为：

巴氏Ⅰ级：正常；

巴氏Ⅱ级：有异常细胞存在，但不支持恶性，倾向于良性改变或炎症性改变；

巴氏Ⅲ级：有异型细胞，但不能肯定性质；

巴氏Ⅳ级：有少数异型细胞，高度可疑恶性；

巴氏Ⅴ级：有大量恶性细胞，有恶性证据。

这就是20世纪50年代一直到90年代后期，我们用来识别宫颈癌的方法。

这项伟大的研究成果，始于希腊医生 Papanicolaou（巴巴尼古拉，也就是我们说的"巴氏"）对阴道细胞学的研究。1917年，巴氏发表"啮齿动物阴道细胞学研究"，1925年又发表"女性阴道细胞的周期性改变"，1928年巴氏首次发表用阴道细胞涂片诊断宫颈癌的文章。

在对阴道脱落细胞长达20年的研究和观察中，巴氏发现了来源于宫颈癌的异常细胞，并于1941年在美国妇产科学杂志上发表了关于阴道细胞学涂片对论断宫颈癌价值的论文，开创了现代脱落细胞病理学的一个时代。

在我正式成为一名妇产科医生之后，我们国家就已经广泛采用巴氏涂片法进行宫颈癌的识别与诊断了。也是在这个过程中，一位位优秀的前辈引领着我，认识它、识别它、释疑它，进而努力消灭它。

孔主任，就是《我们一起面对：一位妇科医生的诊疗手记》书中提到的，给了我人生中第一台癌症手术的机会的那位前辈。也是在那个我拼命积攒知识和技能的20世纪80年代，走路呼呼生风的孔主任到我跟前说，小段，咱们下去筛查去！

筛查？筛查是什么意思？这个词对我来说太陌生了。那个时候，我正一头扎在观察手术、学习手术、管理手术的业务中，对妇科全科也没有更全景化的认识。实际上，我们国家针对宫颈癌的筛查，在20世纪50年代就曾进行得轰轰烈烈。

在计划经济年代，中国的病理学和细胞学及众多附属学科曾快速成长。在"五年内制服癌症"和"让癌症低头"等令人热血沸腾的口号下，宫颈癌被列为主要征服对象之一。1958年，大量医生和研究者为了诊断和治疗癌症组织起来，对全国各地约1亿人进行了癌症调查。作为这项工作的一部分，超过100万妇女接受了宫颈癌检查。在大规模宫颈癌筛查运动之前的几年里，全国各城市的女工就经常接受各种妇科疾病筛查，包括滴虫病、霉菌性阴道炎、子宫脱垂和尿道瘘。

那次大规模筛查有没有到过内蒙古，是否到了我的家乡，不得而知。有可能有包头，新中国成立后包头就是有名的钢铁城市、军工城市，那里的工人中女工多，在那个年代，咱们工人有力量，也是工人们享受较好工资待遇和资源配给的时代。

据后来的统计数据，全国各地适龄女性接受筛查的百分比在39%至69%之间——百分比的高低取决于城市地理位置。不同城市发现病人的比例差别很大，其中天津最低，北京最高。总的结果是，在1169949个25岁以上的妇女中，查出1693例宫颈癌。

当时筛查使用的方法，就是巴氏涂片法：只需要一根棉签、一块玻璃片、一点固定剂、一架显微镜、少量的妇女宫颈细胞，以及几位经过训练的采样和检验人员。

20世纪90年代之前，鄂尔多斯还算是低卫生资源地区。那个时候，资源开发还没开始，农牧业条件差，草场退化严重，老百姓收入很低，医疗条件也是非常薄弱。但，基层医疗机构是一应俱全的，有卫生院、卫生所、卫生站，在特定年代还有乡村医生队伍。

孔主任带着我，一行坐着救护车，晃晃悠悠六七个小时，到了达拉特旗的一个乡村卫生站。到达时，群众们已经在排队了。

做巴氏涂片检查，把标本拿回，让病理染色、看片子，发报告给我们，这个流程我已经背得滚瓜烂熟。到达的当天，我们筛查了30多人，第二天，我们又查了40多人。第三天孔主任接到紧急任务回鄂尔多斯了，临走前他叮嘱我：小段，你好好弄，别出什么遗漏啊。

遗漏倒是没出，在取样的时候，常常有妇女看着当时年轻的我：一个小女孩会看病吗？村委会主任和大队长就凑过来不停地解释：你们来了就查一查，就是查，不是手术，后面有大医生专门看的。

下乡总共七天，走了三个乡卫生站，共查了196人次。我们把标本带回去交到病理科，一个月后结果汇报：32人可见宫颈异常细胞。

我和孔主任安排了第二次下乡，去找来发现有异常细胞的妇女做回访，取活检，送病理，最后确诊2例宫颈癌，11例宫颈重度非典型增生。

那个时候，我们还没有CIN1、CIN2、CIN3这些显著的分别，用巴氏五级分类大约在四级：子宫宫颈上皮细胞完全失去正常细胞特征，形态异常明显，是高度疑似癌细胞的癌前病变。

后来，我们为2例宫颈癌患者做了子宫切除术，为11例宫颈重度非典型增生患者做了冷刀宫颈锥切术。她们都恢复得不错。

在认识宫颈癌的路上，我见识到了医学领域世界之大，有所作为的人物之多。1985年，我去北京医学科学院肿瘤医院进修，就是在这里，我认识了德高望重的杨大望教授，心中升腾着对她无尽的崇敬，至今不息、至今缅怀。

我觉得读者们、患者们、朋友们有必要记得杨大望这个名字。

你知道吗？

杨大望，生于1912年，她是我国临床细胞病理学奠基人。1951年，她最先从国外引进巴氏细胞学检查方法，开展了妇产科内分泌疾病和女性生殖器恶性肿瘤的细胞学诊断，建立了一整套适合我国国情的标准送检、制片、镜检、登记和归档制度，编写了我国第一部临床细胞学专著《阴道细胞学》。1985年5月，杨大望在北京逝世，终年73岁，其临终将国外带回的资料、仪器献给了中国医学科学院。

在杨大望教授病痛住院的最后一段日子里，作为进修大夫的我是她的管床医生，让我最惊讶也让我记得最清楚的是，她把自己的病历都一一写好了，让我抄写在住院病历上即可，她的专业、细致、敬业、自信，就像读者们能够想象到的、带着最高敬意的医者的样子，她在最后时刻还对女性恶性肿瘤的诊断和治疗念念不忘。

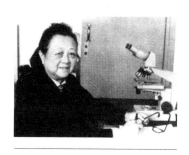

杨大望教授

上面提到的1958年百万妇女大筛查，林巧稚大夫、杨大望教授都是其中身处一线的功臣，留下了大量珍贵的一手资料。而在我到医科院时，知道杨教授那时已经在全国采集了800万份巴氏涂片样本，以期检测与筛查早期宫颈癌。那时我意识到，当初孔主任带我下乡时，他对基层情况和筛查流程已经非常熟悉，也许就是杨教授他们所做项目后续的一部分。

在北京能见到各式各样的病人，同样的，我看到来自全国各地的宫颈癌患者，因为发现得晚，失去了手术机会，很多人只能进行姑息治疗，尤其是来自新疆、内蒙古等偏远地区的女性。

在学习进修期间，我也真正认识到了宫颈癌、子宫内膜癌、卵巢癌，其中宫颈癌的发病率最高。

宫颈癌的分类

宫颈癌包括外生型、内生型、溃疡型和颈管型。

外生型，最常见癌灶向外生长，呈乳头状或菜花样，组织脆，触之易出血，常累及阴道；

内生型，癌灶向子宫颈深部组织浸润，子宫颈表面光滑，或仅有柱状上皮异位，子宫颈肥大并呈桶状，常累及宫旁组织；

溃疡型，上述两型癌组织继续发展合并感染坏死，脱落后形成溃疡或空洞似火山口状；

颈管型，是指癌灶发生于子宫颈管内，常侵入子宫颈管和子宫峡部，供血层及转移至盆腔淋巴结。宫颈癌主要的组织学类型是鳞癌，能占到70%~80%；腺癌次于鳞癌，能占到20%~25%。

巴氏涂片提高了早期癌或癌前病变的发现频率，增加了使得可以治愈的癌前病变、原位癌、早期癌以及早期浸润癌的发

现机会。但是它的缺陷也逐渐显现：不能直接反映子宫颈疾病细胞学改变的本质，尤其是对宫颈癌的前驱病变或癌前病变的细胞病理学改变；不能满足临床医生对病人进一步检查和处理的需要，等等。

 段医生提示：

今天，我们都知道，宫颈癌的发病、宫颈癌的成因、宫颈癌的增长，我们可用人乳头状瘤病毒（HPV）的感染、传播以及恶变予以解释：在中国15~44岁女性中，子宫颈癌发病率高居恶性肿瘤第三位。90%以上的宫颈癌是由高危型HPV（人乳头瘤状病毒）持续感染所致。

然而，在它成为通用解释之前，我们经历了长长的一段过程。

20世纪80年代，新的宫颈细胞分类法——伯塞斯达系统（TBS）诞生了，也就是我会提到的"薄层液基细胞学技术"。简单说来，这种检测方法，能够清除血液、黏液及各种炎症细胞的干扰，避免了细胞的过度重叠，使细胞易于观察，使得人们识别细胞高度病变的灵敏度和特异度提高了10%~15%。

在20世纪90年代，我们的协和医院把液基细胞学和TBS分类系统及时引进了中国，增加了筛查的准确性。

再往后，就是我们今天知道的HPV筛查，也是我所敬仰的另一位前辈郎景和院士说的，宫颈癌防治史上的"第三个里程碑":"本世纪初，我们迅速接受了HPV检测，让我们在筛查方面没有落后于世界。遗憾的是，HPV疫苗稍微晚了一些，2006年HPV疫苗上市，2016年我们才把疫苗引进来。WHO加速消除子宫颈癌的动议是非常重要的，我们不能再放慢脚

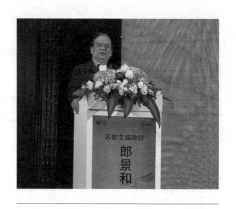

2023年《中国子宫颈癌三级规范化防治蓝皮书》发布现场，时年83岁的郎景和院士致辞

步，必须真正把它当成一件大事来抓，因为，这将是下一个里程碑。"

从时间上看，我们认识宫颈癌、识别宫颈癌、防治宫颈癌的技术在飞快地进步，从人的角度，一代人所作的贡献，由一个个个人的不懈追索构成，他们无一不具备对学术的敏感、对实践的重视、对未来的远见。

由于总是有远方，因而一直在路上。

追索

在认识并形成"宫颈癌由HPV病毒引起"这一共识之前，科学家们做了大量的试错。自20世纪60年代以来全球科技的快速进步，带动了HPV研究的突飞猛进，这一领域的专家豪森教授获得了诺贝尔奖。

一切推理都必须从观察与实验得来。

——［意］伽利略

2018年起，国际乳头瘤病毒学会将每年的3月4日定为"国际HPV知晓日"，旨在呼吁公众关注和了解HPV及其危害，尽快消除HPV病毒引发的宫颈癌。

现在的女性朋友，已经对HPV这个名词非常熟悉。HPV从哪里来？它到底有多可怕？让我们从演化的角度，针对HPV叙述一个故事。

宿主和病毒之间的平衡，已经在古老的地球上存在了上亿年。地球上的病毒多得数不清，已经被我们鉴定的病毒有5000多种，其中有差不多100种会让我们人类致病。

很多致病病毒最初来自野生哺乳动物。比如，艾滋病毒最初就是来源于跟我们人类血缘最近的黑猩猩。但奇怪的是，这些病毒在动物身上的时候并不会让它们生病，但一旦传播到人类身上就会引起严重致病症状。HPV病毒也是同样。虽然在许多动物中被发现，但这些病毒从不感染任何非人类的宿主。

科学家们通过重建HPV的演化史发现，HPV大约在20万年前起源于非洲的几种不同病毒株，伴随人类足迹逐渐在整个地球上扩散。人类5万年前走出非洲，大约1.5万年前抵达美洲，HPV也持续演化。证据之一是，某些HPV病毒株的演化谱，正好同人类的演化相呼应。例如，如今非洲人感染的HPV就有很多，属于最古老的几种病毒分支。而欧洲人、亚洲人和美洲土著，则携带各不相同的病毒株。

随着病毒演化，出现了各种特异化的功能，有专门感染宿主某些特定的表面和黏膜。例如，导致疣的HPV专门感染皮肤细胞，另一类HPV则感染嘴或其他开口处的黏膜，甚至有些病毒株演化得更具致癌性。

 你知道吗？

经过数千代的演化，HPV病毒已经在一些宿主身上很好地稳定下来。事实上，绝大多数HPV病毒能跟宿主和平共处，对携带者并未造成任何伤害。我们携带了那么久的HPV病毒，却不知道它。

在这期间，宿主和病毒之间的平衡屡屡被打破，一些不幸的人，患上了癌症。这就是我们谈之色变的宫颈癌。

宫颈癌，很有可能是古代女性的一种重要疾病。在中国古代医药典籍中，"崩漏带下""五色带下""石瘕"可能是古人对于妇科癌症的描述。在公元前1700年的埃及纸莎草纸和公元前4世纪希波克拉底的著作中都有对宫颈瘤的描述。《国际古生物学杂志》曾发表一篇文章称，科学家们研究了3000年到1500年前的1000多具骸骨，发现其中有6具骸骨明确显示患有癌症，两名年轻的女性患有宫颈癌。

但，早期的历史完全依赖于症状的幸存描述和古代医学作者对宫颈病变的体征、死亡结果和肉眼表现。直到19世纪下半叶和20世纪初，随着显微细胞病理学的发展，它们才被真正定义。

研究人员一路找到HPV，分析它、确认它，的确是从对宫颈癌的研究开始的。宫颈癌在历史上是一种充满痛苦的、缓慢致死的女性疾病，虽然它易于控制，但仍然存在于世界上许多地方。20世纪60年代以来发生的知识和理解的快速增长，为宫颈癌的研究奠定了医学、科学和社会背景，特别是自1975年在法国里昂举行的第一次国际乳头瘤病毒会议以来，从那时起，HPV研究的科学大门被逐渐打开。

在20世纪60—70年代，人们进行宫颈癌标本的检查，将怀疑的目光放在和 HPV 仅仅只有一个字母之差的 HSV Ⅱ型病毒身上，虽然 HSV 病毒在体外被证实有一定的致癌性，而且在一部分的宫颈癌标本中也有检出，但是没办法充分证明其跟宫颈癌之间的关系足够密切。

突破口在1972年。科研人员提出，HPV 可能是最终导致生殖道肿瘤的性传播致病因子，直到1976 年，德国的研究者在子宫颈癌中发现了有HPV的特异序列。

无论是医学界还是其他研究领域，甚至是政策、经济、民生，一个突破口一旦打开，一切就如春风拂过的山冈，迅速变得生机勃勃。很快，针对HPV的研究在全球范围内取得飞速进展，证据越来越多，越来越充分，大量的流行病学和分子生物学肯定了HPV在宫颈癌的发生中所起的作用。一时间，全球学术世界异彩纷呈，一篇篇论文、一项项发现纷至沓来：

1976年，德国科学家豪森提出了HPV与宫颈癌的病因关系的假设，并发表在《癌症研究》；1977年，美国科学家莱弗蒂在电镜中观察到宫颈癌活检组织中存在HPV颗粒，发表于《细胞学报》；1984年，还是德国的科学家豪森，和他的同事成功克隆了HPV16/18亚型，并发表于《研究性皮肤病学杂志》；1995年，国际癌症研究机构（IARC）专题讨论会指出：HPV感染是宫颈癌的主要原因，即HPV感染是宫颈癌发生的必要条件。同年，乳头瘤病毒单独成科。

这位成果频出的德国科学家豪森，全名哈拉尔德·楚尔·豪森，在2008年获得了诺贝尔生理学/医学奖，理由是他发现了导致宫颈癌的人类乳头状瘤病毒。那时，豪森已经从德国癌症研究中心主任的岗位上退休五年了。

这里面的故事非常多，比如豪森克服了种种非议，向当时盛行的"单纯疱疹二型病毒（HSV-2）是子宫颈癌的致病因子"假说发起挑战，最终在活检标本中检测到HPV16、HPV18的基因序列并成功克隆。比如，豪森鉴定了多种型别的HPV，提出了HPV家族具有"异质性"。更令人难过的是，豪森最初向制药公司提出研发疫苗时，被一家公司一口回绝，并表示这种疫苗绝对没有市场。然而，HPV疫苗在之后的2006年正式问世。

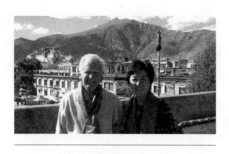

2011 年陪同豪森教授游拉萨布达拉宫

到了2004年，中国医学科学院肿瘤研究所、中国癌症基金会等研究单位，开展了"中国妇女HPV感染和子宫颈癌（以人群为基础）的流行病学调查"，这是我国有关HPV感染情况的首次大人群、多中心研究。调查人群覆盖了我国4个农村地区（新密、襄垣、阳城和于田）和4个城市（北京、上海、沈阳和深圳），共有8000多名妇女参加了该研究，年龄范围从15岁至54岁。调查发现，我国城市和农村妇女的致癌型HPV感染率都较高，分别为15.2％和14.6％，因此目前我们很可能低估了我国的子宫颈癌疾病负担（"疾病负担"是医学术语，指病以及后续会对个人与社会造成的综合压力）；同时HPV感染的年龄分布呈现两个高峰现象，这也使我国的子宫颈癌预防更具挑战性。

也是感恩于这些机构的行动，让我真正有机会参与到家乡的"两癌"筛查中来，在家乡的筛查中，又和前辈们、同事们、伙伴们走出了一条适应属地实际情况的防治之路。中国癌症基金会在后续的学术交流、专项资助和国际合作中又发挥了巨大的作用，让我们获得了全方位的支持。

更为奇妙和荣幸的是，2011年豪森教授来到中国讲课，正式安排结束后，我和乔友林老师以及几位同事陪同他去了一趟西藏。在拉萨，豪森教授高原反应了，布达拉宫的阶梯对他来说太长了，他幽默地说：我的医学水平对高原反应好像也没什么用处！

在这本书构写和记录的过程中，在2023年的5月，我们得知了87岁的豪森教授在德国海德堡家中去世的消息，不多的交集、深刻的印象和工作的紧迫感，让我们把这哀思系在了前行的路标上。

HPV 病毒类型

到目前，人们已经发现HPV病毒有200多个亚型，其中40个以上的亚型与生殖道感染有关。对我们身体危害最大的，主要是HPV家族的14种高危型HPV，它们分别是16、18、31、33、35、39、45、51、52、56、58、59、68、73型，高危型 HPV 导致了99%以上宫颈癌的发生。

在中国，最常见5种高危型HPV分别是16、18、58、52和33，中国93%的宫颈癌由这5种型别感染所致。其中，HPV16和18型与宫颈癌关系最为密切，与70%左右宫颈癌发生相关。

在高危型之中，还有进一步分类，比如皮肤高危型，病毒有HPV中的5、8、14、17、20、36、38等，可导致的疾病包括疣状表皮发育不良、外阴癌、阴茎癌、肛门癌、前列腺癌、膀胱癌等。

而低危型HPV，主要引起良性病变。最常见的低危型HPV是6及11亚型，90%的尖锐湿疣是由6及11亚型引起。

比如皮肤低危型，常见病毒有HPV中的1、2、3、4、7、10、12、15等等，导致的疾病包括寻常疣、扁平疣、跖疣等；又如黏膜低危型，常见病毒有HPV中的6、11、13、32、34、40、42、43、44、53、54等等，导致的疾病包括感染生殖器、肛门、口咽部、食道黏膜等。

随着研究的进一步细化和深入，科学家们正在建立更多HPV亚型、肿瘤发生和相关治疗之间的联系。

TCT

TCT是非常好的细胞病理学诊断方法，在21世纪初年我们获得了这样一套设备后视若珍宝。结合能找到的最好的病理阅片师，同事们尽可能筛遍内蒙古妇女，让她们都能获得早期治疗。

对作家来说，写得少是这样的有害，

就跟医生缺乏诊病的机会一样。

——［古希腊］苏格拉底

曾经有朋友问我，TCT和TBS的区别，并吐槽道，医生们一会儿说TCT，一会儿说TBS，真是把人搞晕了。

我也是顿了一会儿才组织好语言回答。并且惭愧的是，我们平日的日常用语，自己觉得又简洁又清晰又可靠，但还是会由于没有区分场景和区分功能，给患者朋友带来困扰。

不过，在我们的语境内，TCT可以指代美国这款检测设备和产品，又可指代膜式、液基、薄层细胞学检测技术。

简单说，TCT是检测仪器或检测方法，而TBS是"法"。

或者说，TCT是一套用特定设备取样和检测的过程，而TBS是病理诊断分类的方法。

再或者说，TCT是针对患者的标本进行制片的方法，而TBS是针对医生或病理医生出报告的方法。

在我们妇产科领域，TCT和TBS一般不混用，但是在核酸等其他检测中，有可能是混用的。

所以，遇到"我做的是TCT为什么出来是TBS"的时候，可以不必疑惑。

2004年，是我在内蒙古自治区人民医院担任妇产科主任的第二年，这一年，院里给我们科进了一台TCT设备。

接到这台设备时，我们全科医生们、护士们围到一起，欢天喜地评头论足，我和其他两位医生已经使用过这些设备并经过相应的培训，也会耐心地给大家一遍一遍讲解：

TCT 检测过程

用其特制毛刷，能同时取得宫颈及宫颈管细胞；将毛刷伸到被检查者的宫颈管里顺时针旋转5~10圈，采集宫颈移行带的脱落细胞，放到细胞保存液中；在存放细胞保存液的小瓶外写好被检查者的姓名，贴上标签，送病理；病理技术人员先登记样本，进一步混合细胞和保存液后，再倒进专用容器内，放到离心机上旋转，形成薄薄的一层；将薄层细胞的载玻片放进巴氏染液里染色，待检细胞变成了红蓝相间；盖玻片封片，TCT制片完成；显微镜下观察有无异型细胞。镜下观察和判断，是TCT检查中非常关键的一步，病理医生的经验非常重要。最后，经病理医生签字，发送检查报告。

一份完整的 TCT 报告，信息量是很大的，内容包括标本满意度、细胞数、微生物学检查结果及细胞病理报告。其中，微生物学检查可以发现念珠菌、滴虫、病毒和衣原体感染等。

你知道吗？

TCT 常见的细胞病理结果有：未见宫颈上皮内病变、未明确意义的非典型鳞状细胞、低级别宫颈上皮内病变、高级别宫颈上皮内病变、鳞状细胞癌以及非典型腺细胞等。

TCT诊断属于细胞病理学的诊断，朋友们可以有些概念，以跟"组织病理学"区分。大家经常接触到的细胞学检查有很多种，如痰液、尿液沉渣、胸腔积液、腹水的细胞学检查，还有食管拉网、胃黏膜洗脱液、宫颈刮片以及内镜下肿瘤表面刷脱落细胞这类黏膜细胞检查，也包括日常妇科检查中的阴道涂片检查。

等TCT诊断报告到达我这里的时候，那些有异常情况的病例，就由我接手，来进一步进行回访检查了。

进行完这一步诊断，再有明确问题的，就进入正式治疗阶段。

你知道吗？

对TCT诊断报告有异常情况的患者，我们会在阴道镜下取活检，进行组织病理学诊断。组织病理检查这一步，就是把病变组织通过取材、固定、脱水、透明，以及浸蜡、包埋、切片、染色等一系列的组织处理，而制成的规范的组织病理切片，在显微镜下进行观察，根据其组织结构和形态的变化，给予明确的病理诊断，从而指导临床医生根据病理检查结果有针对性地治疗。

段医生提示：

　　朋友们拿到TCT 检查结果，并显示异常，并不能与宫颈病变的诊断完全画等号，还要进行活检以进一步诊断，不必为其过度担忧。

　　有了这台珍贵的设备，我就开始琢磨先找个好的病理医生。最后找到一个，我们聘请了一位病理科退休的老专家王振基，他从业经验丰富，阅片水平强，敏感度高，我们叫他"王火眼""王金睛"。

　　我再次提一下病理的重要性。靠眼睛、靠经验、靠技术、靠耐心，有的同事笑称还要练"坐功"。直到现在，在一般的医院里，看病理片还是人工为主。但是在普遍筛查的时候，由于样本数量太多、时间要求紧迫，于是有了机器阅片这种技术。我们取完样，把样本送回机构，机器阅片速度很快，每次可以阅几十上百个。有异常的会马上标记出，这时，还是要送回阅片师这里，再行确认。

　　一个优秀的阅片师，需要十多年的培养，现在全国各地的人才缺口还是蛮大的。稍微注意一下我们会看到，在网络上有比如"由某医学协会病理分会主办、某医院承办的'线上阅片大赛'顺利举行，某某获得了一等奖的优异成绩"这样的文章。当下，至少是我心目中最优秀的阅片师，是中国医科院肿瘤医院病理科的老专家潘秦镜，她与我大概同龄，现在还在一线项目岗位上，阅片、把关，同时进行多项科研工作。她厚厚的眼

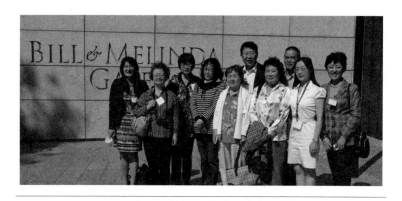

左二是我的偶像，优秀阅片师潘秦镜

镜片背后，却是真真一副火眼金睛。

而我们自治区医院的"王火眼"，就是当时条件下一名非常优秀的阅片师。后来我们的项目开展起来，人手严重不足，又特地培养了一个研究生。

好了，病理搞定了。紧接着，问题又来了：谁来做筛查呢？

谁会前来做筛查，在当时的我们医院，哪怕是自治区人民医院，也是个令人头大的问题。我想，现在城里的孩子们也应当有所记忆，就是一些体检机构和健康品牌是在这十来年里接踵出现的，相应的，人们的健康意识提高，也是近几年飞速进展的。在21世纪初年，除了招工、入学、参军、驾校等一些准入性要求，主动要求体检的人群比率并不多，况且是进行宫颈癌这个较狭窄领域的筛查，并且第一时间还没法做到免费筛查。

我突然想到一个办法：杀熟。

我把大家叫来，说，先给咱们医院职工们做一次筛查吧，有了这么好的设备，咱们自己得先有个预防的意识，咱们自己人自己试了，也好往外宣传。

我的想法获得了同事们的赞同。可是，怎么实施呢？我又在想。

我先跑去找了提供液基细胞耗材的同志商量，动员他说，能不能跟他的上级商量下，为我们这批医务工作者提供一批免费耗材，也为你们公司做一次公益实践。

这个同志也没遇到过这样的要求，他纠结了一天，还是硬着头皮往上反映情况了。一周后告诉我，他们公司同意了。

我们第二天就发了正式通知，叫全院女职工和男职工的家属，前来妇科门诊做免费的TCT筛查。连续做了五周，完成了所有的取样，一查还真不少，标本有1000多份。

在最后确诊的病例中，宫颈早期癌有2人，宫颈癌前高度病变的有5人。大家知道结果后，也都是非常震惊。

这7位同志都得到了早期治疗，不久后，她们陆续回到了各自的工作岗位中。

在TCT设备到达的次年，我们就申请了一个《子宫颈癌的预防及癌前病变的诊断与治疗研究》项目（**后面简称"子宫颈癌项目"**），被纳入了当年内蒙古自治区卫生厅医疗卫生科研计划项目。

启动这个项目的初心，是简单的。早诊早治的观念，首先深入的是医生的心，最大限度挽救患者的生命，能提前绝不推后；内蒙古不同民族、不同地区、不同年龄患宫颈癌症的疾病负担和分布特征，是我们作为本土医务工作者要弄清楚的；像

TCT这么好的设备，需要通过大范围的筛查和大规模的培训，使基层医生能够掌握基本原理和应用，他们需要具备独立诊治的能力；对我们家乡的人群开展教育科普工作，让她们知晓、接纳、治疗，降低宫颈癌的发病率。

在项目中，我们立下了flag：要在5年内，完成10万人的筛查，年龄在20~70岁。

最后，在2010年项目结束的时候，我们完成了120262人的筛查。范围是，内蒙古从东到西，从东北边的呼伦贝尔、兴安盟、通辽、赤峰，往中部的呼和浩特、包头、乌兰察布、鄂尔多斯、锡林浩特，再延伸到西部的阿拉善盟、乌海和巴彦淖尔，我们跑遍了内蒙古12个盟市、38个旗县、96个乡苏牧村。

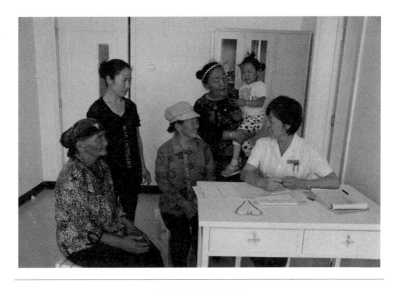

在锡林浩特的接诊日常

游说

　　在定期体检的概念还没有深入人心的时候，筛查被理解为"没病查什么"的非必要事项。为此，埋头工作的医生们活跃起来，以旗县为单位，慢慢扩大筛查范围。

三思方举步，百折不回头。

——吴阶平院士

叫好和叫座是两码事，这是我常听到的商业实践中的问题。

"子宫颈癌"项目，你申报了它，它是一纸文件、一堆资料、一个医生团队，而它的实践，是由属地卫健系统（那个时候叫卫生局）、妇联及儿基会等公益组织、妇幼保健院、基层卫生所与卫生站等等来共同完成的。这些机构在各个环节紧紧扣在一起，相互支撑、互相信任，为项目画下一笔笔路线图，形成一份份报告，医治一个个女性，最终形成一个温暖的圆形。

温暖的圆形，我可以比拟为宫颈的形状，也可以抽象为这一路所有人和事的旅程。

朋友们可能还记得20多年前的SARS，当时，我参加了内蒙古疾控专家督察组，并成为一名专家组成员。整个非典期间的信息通报、组织动员、人员安排、紧急抢救、防治研究、自我防护，对全国人民包括我们团队的医务人员来说都是一场试炼。

当时内蒙古自治区是非典高发区，我清楚地记得，从2003

年3月初发现第一例疑似病例报告，到中部、西部和东部的六个盟市相继出现病例，到4月份成为内地SARS的重灾区之一。我们一行，在内蒙古跑了12个盟市，与各个地市卫生口的人员一致行动，我主要负责防护、隔离、督导环节。

后来才意识到，那个时候，认识了很多各个盟市、旗县的医疗机构负责人和一线医务工作者，并互相留了联系方式。这在我头痛"子宫颈癌"项目该从哪里成规模开展的时候，特别神奇地成了契机。

2005年8月，我翻开电话本，开始一条一条地寻找。

很快，我联系上一位乌审旗的同志金花。我们不仅在非典的一线合作工作过，而且她还曾在我们医院进修过，我们打了很多照面了，开口应该不难，我想。

金花在那时候已经是鄂尔多斯乌审旗妇幼保健院的院长了。打通电话，寒暄几句，金花院长问我有啥事没有。

我说，我想去你们那里做宫颈癌筛查，要是觉得行，你就帮我联系下当地的领导，看他们有没有这样的愿望，如果有，还得你帮我组织通知你们地区20岁以上结过婚的女性，70岁以下的都可以。

当时我不知道会有多少人愿意来，就把原来计划的筛查年龄上限60岁，提高到了70岁，我想，能多一点是一点。

金花院长答应得很爽快，并且在两天后就回电话给我：说好了，段老师你们什么时候来，给我点提前通知乡亲们的时间就行。

我用了一周的时间，把医院的门诊、手术等工作全部安排好，把筛查的物品备齐，安排了七人和我一起赶往乌审旗。这七人中，有两名医师，三名研究生，一名护士，还有一位驾驶员，因为院里特地为我们安排了一台救护车。

从呼和浩特到乌审旗有500多公里的路程，因为沿路多是沙石地和水泥地，我们坐车七个半小时，到达乌审旗已经是下午5点多钟了。把行李物品放好，到达工作场地，已经是傍晚7点多。我们就地住宿。

晚饭时分，我问金花院长，明天能来多少人？金花说，我们通知了150人，估摸最少也能来100人吧。

我心里想，真好啊，100多人很可观啊。

不过，金花院长说话简直是"大喘气"，还留了一半：不过，听你们说能来筛查四五天，我就按每天100人算了算，就又通知了400来人，我还找了旗委的妇联主任，妇联主任又把乡镇的妇联主任找来开了会，大家一致觉得这个事对妇女好，得抓紧落实，所以每个人都领了任务回去。

500人！真厉害啊。我们都非常兴奋和期待。

第一天我们就完成了110人的筛查，共筛了5天，最终完成了410人。第6天，我们拉着设备和标本回到了自治区医院。

三周后出来结果，乌审旗筛查人群中，异常细胞78人。

又过了一周，我和同事学生们又带上阴道镜等设备，再次赶往乌审旗，把所有显示异常细胞的患者找来，全部做了阴道镜检查，取活检，带回呼和浩特内蒙古自治区人民医院。

最后病例确诊，4例宫颈癌，28例宫颈高度癌前病变。

当我在电话里把这个结果告诉金花院长时，她惊讶得好久没反应，过了一会儿急得不行。

我说，别着急，这批查出病情的患者，都是早期患者，可以治疗的，我就能治。我们商量下，你看行不行，你找你们旗妇联主任说说看能不能找辆车，把这32位患者都拉来我们医院，这样我又能直接帮她们治疗，也不耽误呼市这边等着做手术的患者的时间。

当地妇联主任听金花说了这个情况，特别开明也特别支持，没几天，一台大大的公共汽车，拉着32位患者和妇联的同事，缓缓驶入自治区人民医院。她们到达时，我在这边已经安排好了入院、住院、大致排期等。

其间我和一同前来的乌审旗妇联主任聊天，她说还好来得及时，不然过几年就有好多癌症患者了。

我突然想到，主任你组织大家来筛查，你筛了没有？

她摇摇头：我哪有事，你看我天天风风火火的。

我说，这样吧，你得算一个，你在适龄筛查年龄段，又是妇女代表，又这么辛苦，你面前还守着我这么个妇科医生，你得查。

我等于半"强迫"地给妇联主任做了妇科检查，并取了TCT。趁着大家都在，我让细胞室的同志加班为她看了下片子，结果发现异常细胞。

我马上给她做阴道镜，取活检。

最后诊断：宫颈高度病变CIN2-3级并累腺。

肯定是立即给她办住院手续了。妇联主任内心还挺强大的，她打趣道：我这作陪的，成了当事人了。

当然我知道她内心也是慌的，但其他乌审旗来的女性患者们更慌，她不能表现出来。

我为妇联主任做了宫颈锥切手术，其他患者们也都得到了积极治疗。就这样，没几天，这台大汽车，载着这一车人，这33名"前患者"，安安全全回到了乌审旗。

次年，金花院长和旗妇联主任又帮我组织了一次成规模的筛查，共有1200多名，人员主要是当地在职职工。这次筛查，最终确诊3名癌症，25名高度癌前病变。检出率没有第一次高，真的让人欣慰。我印象深刻的是，有很多名前来筛查的女性朋友，都表示听说去年很多人得了病，又很快治好了。这说明早筛早治的观念，至少在乌审旗已经深入人心。

以旗县为单位，进行筛查的动员和游说，进行得非常顺利。我是一名埋头干业务的医生，抬头看看自己身边时，才意识到，生活是发生了很多变化的，城市发展是日新月异的。

我对医疗之外的数字并没有很精准的概念，但对比和参考是有很多参考尺的，比如说，我查到2005年内蒙古自治区的GDP是0.35万亿元，以此为标尺，1995年的GDP是0.09万亿元，1985年的GDP是0.02万亿元，2015年的GDP是1.29万亿元，2022年的GDP是2.32万亿元。我去看看身边，"靠天养畜、逐水草而居""蒙古包、勒勒车、油灯粪火""土坯房、小电灯、烧煤取暖做饭"好像转眼就难以见到了，除非我到达城市未及建设之处，到达下乡的筛查点，到远方的深处，才能看到我往昔生活中的那一部分。

内蒙古变得富有了。

2005年五一放假期间，我回老家鄂尔多斯准格尔旗十二连城看我母亲。十二连城的名字很有意思，民间传说，此城为北宋时期杨家将佘太君率十二寡妇征西所筑，我愿意相信这个与女性豪杰有关的传说。

在经过准格尔旗政府所在地薛家湾时，看到广场上一片欢歌笑语。我说，这么热闹，这是啥呀？本地人说，节日办活动，还有明星来唱歌跳舞。

说是回家看望母亲，其实我还有一个想法，想和当地商量下能不能支持我们来做筛查。在薛家湾，我就给当地妇幼保健院长打了电话，这个电话非常长，我详细介绍了"子宫颈癌"项目和截止到当时的数据、癌症比率和治疗情况，也如实说明，要做这个事情，需要当地卫生口领导的支持，甚至是当地政府的支持。

院长的业务能力本身是非常强的，对女性所患不同疾病非常了解，也听说了我们项目的一些进展，表示应该有在准格尔旗推进的希望。

我听院长这么说，就干脆在薛家湾我弟弟家住了下来，就等院长信儿了。打电话后的第三天，院长就开车来接我了，她觉得这件事情可聊，她表示我们俩人一起去见见旗长，当面"游说游说"。

非常开心的是，我们见到的还是位女旗长，我想，都是女同志，沟通起来更方便了。让我更开心的是，我和院长前一嘴、后一嘴地说，我又忙不迭地递上近期整理的资料，也许是我们的执着和我的啰嗦打动了旗长，也许是旗长早已非常了解所在地女性的健康情况，她很爽快地表示：欢迎来家乡为妇女们做贡献，我支持，筛查项目我建议就放在旗妇幼保健院，你正好能把她们的业务带一下！

我感激地连连说感谢，院长提醒我，这旗长有能力、有担当，还很懂业务，项目落地到我们妇幼我正想争取呢，这就来了！

那次回家看望母亲，我心里真是欢天喜地。

很快，在旗里的支持下，在当年的10月，我们筛查完成了11346例，其中蒙古族2045例，汉族9248例，其他民族53例。在这里面，正常数10385例，阳性数961例，检出率8.47%。她们都得到了及时的诊断和治疗。

准格尔旗的力度如此之大，筛查人数如此之多，使我们体会了肩上责任之大，也体会了连番车轮战的紧张。现在想来，我们这些医生，只是整个筛查落地过程中的一环。其中，与厂商沟通、对接基层、发动群众，都是当地各个部门分工合作去做的。最令我

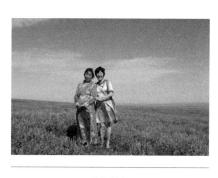

我和母亲

敬佩的，是他们的工作效率，还有他们中间相互帮衬、相互商量的氛围。

有位同志后来说得好，"如果所有部门工作都要分个泾渭分明，工作肯定做不好，还会有矛盾。"更具体的我不懂了，因为他们默默地把问题都解决了、把方法都疏通了。

就这样，才形成宫颈癌防治路上一个个温暖的圆形。

乔友林

　　乔友林老师的到来，让我们的筛查工作突飞猛进。他主导了多项国际科研成果，带来了政府、学术、厂商的帮助，让我们懂得了公共卫生事业的核心是更大范围内的健康公平。

临床是给一个人看病，

公卫是给群体看病，

将来可以做出更大的贡献。

——乔友林的大学老师

在后面的文字中，我会经常提到乔友林。

在宫颈癌防治项目中，他是我心目中神一样的存在。甚至是有些知识和话语，就是从他给我的科普中，我一字一句学来的，又一件一件在实践中反复体会的。我称乔友林为"一直在路上的人"。

2004年，我去北京参加一个妇产科的学术会议，见到了1985年我在医科院肿瘤医院进修时认识的章文华老师。这一别20年，我们都非常激动，我平时话少，见到同行却会"话密"，我忙不迭把我这20年来的工作情况、自治区妇女健康情况、宫颈癌防治情况和我想做的事一一道来。章老师可明白了，说，小段，你是想把更多更好的卫生资源带回内蒙古去，这样，咱们一起想办法。

就在当天晚上，章老师把乔友林教授介绍给了我。那时，乔友林是医科院肿瘤医院流行病科的主任，他毕业于世界顶尖的美国约翰斯·霍普金斯大学公共卫生学院，还是美国国立卫生研究院国家癌症研究所特聘专家。1997年，中国医学科学院肿瘤医院去美国招聘，乔友林作为"跨世纪学科带头人"应召回国，他也是世界卫生组织（WHO）总干事癌症防治专家委员会中唯一的中国专家，能及时收到有关预防宫颈癌的国际信息。

次年，他开始在国内做宫颈癌防治的研究。在认识乔友林之前，我曾在权威医学期刊上读到过他的论文，他对内蒙古的宫颈癌发病情况也有所了解，我便直言不讳地表示想得到他的帮助。

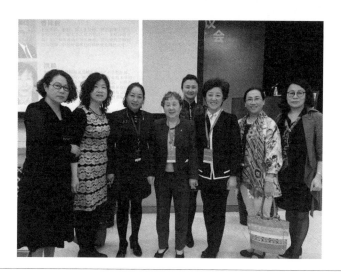

2016年一次宫颈癌协作组会议，居中为章文华老师

2005年我再次见到乔老师的时候，他已经在山西襄垣、阳城和深圳建立了宫颈癌防治的示范点，正在制定宫颈癌筛查及

早诊早治技术指南，并已在筹备宫颈癌预防示范基地和培养基层医生。我把内蒙古这一阶段的成果赶紧告诉乔老师。

5年，10万人，乔友林听说我们要独立完成这个筛查数量时，觉得不可思议。他觉得我们本身都在一线问诊，常规任务就很重，很难完成如此大规模人群的筛查，建议把目标人数降至几千人就好。

我试图说明我们能够完成，用了浑身解数，包括前文中讲的怎么杀熟、怎么游说、怎么翻电话簿，当地怎么合作、妇女如何一传十十传百……

能得到一个人的信任，尤其是厉害的专家的信任，太令人高兴了。乔老师认同了我的工作，他说，咱们一起好好干！为了支持这次大筛查，乔友林调配了自己团队的对口人才给当地基层医护做培训，解决了人才和人手方面的难题。

2006年起，我们接的项目频繁了起来：

2006—2009年卫生部面向农村或基层10年百项PCC项目；

2007—2008年中国机会性筛查多中心研究项目：蒙古族妇女宫颈癌筛查；

2008—2010年卫生部宫颈癌早诊早治中央转移支付项目；

2012—2014年由中国医学科学院、北京协和医院郎景和院士牵头的卫生部医药卫生科技发展研究中心PCC项目；

2015—2017年适合中国农村地区的宫颈癌筛查技术与示范研究项目；

2015—2020年内蒙古鄂尔多斯两癌筛查项目；

2016—2018年基于互联网自取样宫颈癌筛查管理模式构造与应用；

2016—2019年高危型人乳头瘤病毒检测试剂盒CareHPV/HC2针对ASC-US人群分流、联合筛查和初筛用途的多中心临床试验研究项目；

2017—2021年CMB：美国中华医学基金会卫生政策与体系科学公开竞标项目：《适合我国资源匮乏地区的宫颈癌筛查和管理模式研究》；

2018—2021年人乳头瘤病毒核酸检测试剂盒（PCR-荧光探针法），准确性及针对ASC-US人群分流，联合筛查和初筛用途的多中心临床验证研究；

2018—2023年由中国科学院流行病研究所乔友林和赵方辉牵头、WHO支持的在鄂尔多斯鄂托克旗、宫颈癌即时筛查治疗管理模式研究（CNB）项目；

2020—2025年鄂尔多斯宫颈癌疫苗实施项目；

2021—2025年由中国科学院与健康科技创新工程、适合我国国情的消除宫颈癌综合防控技术与策略研究。

……

像是在写简历一般，但回想起来历历在目，我并不太好的记忆力，都用在了这些项目数据里面。

这里面，有我的团队主导的项目，有乔友林教授主导的项目，有各部委、各机构带下来的项目。乔友林为人谦和，外向善谈，专业背景强大，讲话富有逻辑和感染力，这些都是我难以企及的。遇到需要与乔老师配合的时候，要么乔老师把项目中内蒙古地区的实践交给我，要么我与一个地区先谈出个大致的想法，乔老师随后去具体宣讲。

乔友林似乎比我更为感性，并且他能够直率地把信息传递到对方的内心。

他会提到一些特定的人，一些在餐馆工作的女性，一些清洁工、拾荒人、流浪者。在他眼里，公共卫生不仅仅是科学，还是跟公益相关的事业，越是身处贫困中的人，越需要这些关怀。

他会感同身受于我们一线医生的心急如焚，他说希望不要让我们医生，再赤手空拳跟宫颈癌战斗。

他屡屡提出，要以疫苗和筛查为武器，消除宫颈癌。"筛查做得再好，也只能针对有性行为经历的成年女性群体，打疫苗却能在源头上起到预防作用。"乔友林说。

 你知道吗？

目前业界公认的宫颈癌的三级预防是接种HPV疫苗、做宫颈癌筛查、对感染病毒患者的及时管理和诊疗。

在后面关于疫苗的故事里，乔友林依然发挥着巨大的作用。

2006年，第一款HPV疫苗在美国上市。中国要求必须要有本土的临床数据，葛兰素史克的"希瑞适"（Cervarix）和默沙东的"佳达修"（Gardasil）从头做了八年的临床注册试验，才先后于2016年、2017年在中国获批上市。两款疫苗的本土试验数据都是在乔友林的实验室完成的。

中国第一款国产HPV疫苗"馨可宁"的临床试验，也是由乔友林主导和其他合作单位进行的。这款疫苗同样经历了七年的临床试验，在2019年的最后一天获批。

……

你可能难以相信，医院的宿舍，就是乔友林日常的居所，路上的酒店饭店旅店，就是他的第二居所。他的办公室门上贴着一张A4纸，写着苏轼《定风波》中的那句：回首向来萧瑟处，也无风雨也无晴。世界消灭小儿麻痹症的先驱、病毒学专家阿尔伯特·萨宾有句名言，让乔友林深以为然：当可以用来减轻痛苦的知识被束之高阁时，身为人类的科学家，是不能休息的。

乔友林说，年少时看的第一部大型小说是《静静的顿河》。书中肖洛霍夫对哥萨克骑兵之英勇的描写让他深深着迷。骑兵们的一生大部分都在马背上度过，参加战斗，保卫家乡，至死不怠。"故事情节早就模糊了，但骑兵勇往直前的精神，至今都鼓舞着我。"

在我心中他就是一直在路上的那位骑兵，我是那个纵使只有搬砖的力气也不敢懈怠的战友。

乔友林是一个名字，是一个符号，是一个代表。在日渐庞大的宫颈癌三级防治队伍中，有大前辈郎景和院士，不仅医术精湛，也将一生所得转化为高度的哲学观和人文观，让我们时刻不忘"人"的重要性；有大医生魏丽惠老师，她穷尽一生拯

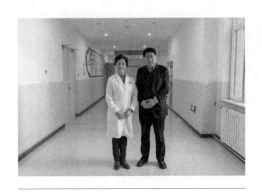

我和乔友林老师，2023 年摄于准格尔旗大路人民医院

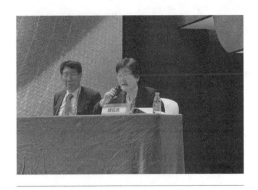

左为乔友林，右为魏丽惠

救一个个女性、一个个家庭，她身上的光芒堪比林巧稚医生；有赵方辉这些少壮派，他们精力充沛又学识渊博，他们机敏刻苦又懂得公共事务，他们身上有我做不到的、能看到的生机勃勃的未来。

其实说起来，我第一次接受大型媒体采访、第一次录制节目、第一次走向医疗圈之外的广大社会朋友们，都是来自乔友林教授和各个同事们的推荐和鼓励。他们教会我抬头用另一个视角看世界，让我明白"让更多的人懂得"与"让更多的人治疗"同等重要；他们帮助我修正用语上的粗糙与笨拙，让我知道了年轻人愿意沟通的"暗号"和"密语"；在我上台发言或者网络直播时卡壳的难堪画面中，他们宽慰我，每个人都是另一片世界的小学生。

就是这样的一群人，只要是与宫颈癌相关的领地，都是他们攻坚的场所、活跃的舞台。

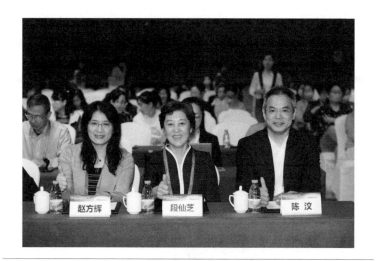

左一为赵方辉

精度

　　漏诊、误诊是每个医生都想尽一切办法规避的，这需要更精确的诊断方法、流程和设备。TCT-HPV联合检测在多重实践中，被确认为最精准的宫颈病变检测方式。

在科学上，每一条道路都应该走一走，

发现一条走不通的道路，

就是对科学的一大贡献。

——［德］爱因斯坦

　　我很佩服身边那些很会问问题的朋友，他们冷不丁抛出一个问题，我经常一下子还说不太清楚。

　　在医学领域之内，在门诊和手术之外，我遇到一下子说不太清楚的情况还不少，我在反思自己的逻辑能力、思考方式之余，会想想我究竟遗漏了什么，还可以做点什么。就像前几天有一个专业外的朋友，简直一口气问了八百个问题：HPV是不是既是病毒又是检测方式？为什么我到医院都是做TCT-HPV而不是其他方式？TCT和HPV能拆开来做么？在这之前你们怎么做？HPV-DNA又是什么？宫颈癌筛查是不是等于HPV筛查？

　　可惜我当时手头没有小黑板，后来也不知道到底说明白没有，在这里，我把里面有必要说明的问题，以及前文中和后面有可能涉及的筛查有关问题，用我的经历来说一下。有可能读者朋友们就能明白，我们是怎么一天一天、一件一件去测试、尝试、采纳、摒弃，又怎么确认某一样试剂或者试验方法最为经济或者最为有效的。

TCT-HPV 联合检测

今天，大家自行去医院进行宫颈癌筛查，基本是进行TCT-HPV联合检测，"联合"就代表着TCT和HPV是两个项目。TCT是宫颈脱落细胞学的检测，主要是判断宫颈目前有没有异常细胞，是不是已经发生了病变或者宫颈癌；而HPV是人乳头瘤病毒，同时在这里指代检测HPV病毒载量或分型的方式的集合。检测结果会出现：

TCT无异常，HPV阳性；

TCT有异常，HPV阳性；

TCT无异常，HPV阴性；

TCT异常，但HPV阴性，这是一种比较少见的情况，它意味着感染过HPV，导致了宫颈细胞产生异常，后来自身已经将病毒清除掉了，但异常细胞还存在，这也是宫颈病变的一种。

 你知道吗？

在前文"追索"篇章中，我们提到巴氏涂片、说到薄层液基细胞检测、说到HPV检测，这三种检测方式，构成了郎景和院士说的"宫颈癌防治史上三个里程碑"。

我最初在内蒙古地区做TCT筛查的时候，还没有用到HPV检测。实际上，TCT对宫颈癌细胞的检出率接近100%，从准确度上来说是非常好的，同时，在细胞病理医生阅片准确度可靠的前提下，宫颈癌前病变的检出率也是极高的。与此同时，我们寻求着更经济、更有效、更便捷的筛查方法。在上文中叙述的、我接到的各项项目中，我们陆续接触到和使用到不同的检测方法和手段。

在2008—2010年的"卫生部宫颈癌早诊早治中央转移支付项目"中，指定我们采用醋酸、碘染色的筛查方法，简称"VIA-VILI"。

"VIA-VILI"方法是20世纪90年代进入我国的，流程并不复杂：醋酸试验是将稀醋酸溶液涂抹在宫颈上，观察宫颈表面的反应来评估是否存在宫颈病变，正常的宫颈组织会呈现透明或淡黄色反应，而异常的宫颈组织，如白斑、宫颈上皮内瘤变等，则会呈现白色反应；碘染色试验主要用于筛查宫颈上皮内瘤变，特别是鳞状细胞原位癌，是通过将碘溶液涂抹在宫颈上，观察宫颈染色情况，判断宫颈病变的方法。健康的宫颈组织会呈现均匀的褐色反应，而异常的宫颈组织则可能呈现不同程度的芥末黄色区域。

宫颈癌筛查方法——"VIA-VILI"

这种方法，完全需要肉眼观察。朋友们不要害怕，说是肉眼观察，是用肉眼，通过阴道镜放大后去进一步观察，确定病变性质。它是即时的，如果在阴道镜下看到病变，医生就会取一个宫颈的活检组织送病理。病理是疾病诊断的金标准。

此外，"VIA-VILI"法并不是专指宫颈癌筛查，一般来说，所有的阴道镜下检查都得涂醋酸和碘。这里用的醋酸，浓度很小只有5%，所以不要害怕会对脆弱的皮肤有损伤，局部鳞状细胞短时间增大后，随着醋酸很快蒸发，细胞也会恢复原样。但是我们医生一般会先问问患者，有无醋酸过敏的现象，会有极少数女性朋友出现刺激感。

说回项目。这个项目在内蒙古地区选取了蒙古族女性较为聚集的三个乡镇：鄂尔多斯乌审旗舍力镇、兴安盟科右中旗杜

尔基镇、通辽市科左后旗阿古拉镇，年龄范围是30~59岁，筛查12118人，其中12010人符合年龄要求。

在这个项目节点的第一年、第二年，每年筛查2000人，并在第二年对上一年筛查人数的70%进行复查，第三年对第二年筛查人数的70%进行复查。

在项目的中段，2008年年底，我们在三个地区完成了6000多人的筛查，发现乌审旗查出癌症3例，其他两个地区均未检出。我感觉到疑惑，就将这一阶段的数据汇报给乔友林教授和董院长。董院长说，每个地方有2000人，按照以往数据，不太可能没有癌症，是不是漏诊了！

我们集体感觉，应该就是漏诊。为了进一步评估"VIA-VILI"筛查法的有效性，我们调整了筛查方案，同时建立了以HPV联合"VIA-VILI"检测为初筛手段的方法。

从2009年4月开始，另一个医疗科研大机构中国医学科学院肿瘤研究所加入了，与中央财政转移支付项目合作，采用HC2联合"VIA-VILI"检测的筛查方法，筛查了这三个地区的2958名适龄女性。

 段医生提示：

　　不知道是否有此必要，但我还是复述下：我们采用的"VIA-VILI"属于宫颈癌前病变的肉眼筛查，我们之前采用的"TCT"属于宫颈细胞学筛查，我们采用的"HC2"属于HPV DNA的筛查，以检出HPV病毒为目的的筛查。

HC2检查，是HPV检测方法中的一种，就是目前被广泛采用的HC2 HPV DNA检测，它的全称是Hybrid Capture，就是使用第二代杂交捕获技术，检测HPV病毒的载量。HC2检测的临床敏感度很高，一般在85%~100%之间，检测结果大于1.00Pg/ml时，即显示HPV为阳性。而具体的载量数字则能够反映病毒感染的后续风险：低病毒载量时人体基本能够自行清除，但当病毒复制到高拷贝数量时，机体免疫系统清除病毒率降低，HPV持续潜伏并持续感染人体。

加入了HPV筛查这道门槛，鄂尔多斯、通辽、兴安盟三个地区的HC2检查中，HPV病毒感染阳性检出率分别为26.26%、13.01%和12.8%，三个地区总的HPV阳性率为17.38%，514人。

在这514人中，病理确诊为CIN1级病变的有25人，CIN2-CIN3级有17人，确诊宫颈癌有7人。

在同样的人群中，单纯以"VIA-VILI"筛查，并取活检送病理，在最后确诊的数据中显示，"VIA-VILI"有近一半的漏诊率。

这个项目全部完成后，我们做了详细的对比和总结。作为一种成本低廉、操作简单的筛查方法，"VIA-VILI"可以考虑在一些不具备细胞学等筛查技术条件的农村牧区、低卫生资源地区采用。

是的，在我们考虑漏诊率的时候，我们是有选择的；而对一些贫困边远地区来说，他们可能在某一时刻没有其他选择，经济实惠的"VIA-VILI"便成为很好的选择。

"HC2"已经是国内临床上较可靠和常用的HPV检测方法，但请注意刚才提到的"病毒载量"，是的，它可以敏锐地判断出高危HPV病毒的载量，但不能够分型别，也就是说，到底是感染的16型、18型还是52型，它是没有办法辨识的。

那么，在HPV检测技术研发的路上，领头人们分别前进在两个重大方向：一个方向是，检测越经济实惠、越适合推广、越能够普惠最广大人民群众尤其是欠发达地区的人民群众越好；另一个方向是，分型越明确越好，载量越灵敏越好，检出亚型越多越准越好，它们有的走向定量+半定性检测，有的进行分组别检测，有的走向核酸亚型检测，全球顶尖研发机构前赴后继。

段医生提示：

总之，对大家比较有用的信息是，目前咱们国内比较常用的HPV检测有三种方法：HC2检测、荧光定量PCR检测和分型检测。具体选择哪一种，要结合医生的建议，通常分型检测，或者说定性检测，比载量检测价格更高。

回到做项目的叙述路线上。2010年起，我们进一步建立以HPV检测作为初筛手段的筛查队列。在乔友林教授的指导下，我们采用TCT联合HC2检测的筛查方法，在数天的时间里，在鄂尔多斯杭锦旗筛查妇女2013名，年龄45~64岁。检出TCT异常率为12.82%，HPV感染率为23.89%。

后来在我们的筛查中，完全用TCT-HPV差不多在2012年以后了。2012年以后，郎景和院士又给了我不少筛查项目，开始几千人，后来几万人，都是采用TCT-HPV联合检测。经过无数检测实践表明，至少是在当下，TCT-HPV是最精准的检测方式。

前些天在网络看到一则报道称，一款用尿液进行宫颈癌HPV筛查的产品有望在2027年上市。我想，也许这又是一种划时代的技术，也许它是经济、快速、便捷的走向，而不是定性检测的走向。

在这个过程中，一个疑惑的种子在我心中种下，并让我念念不忘：我的家乡鄂尔多斯的HPV感染率怎么这么高？

 段医生提示：

　　HPV检测，大大浓缩了风险人群。TCT和HPV联合检测的敏感度大大增加，几乎没有漏检病例，最大限度地降低了宫颈癌对女性生命健康的威胁。
　　我们总结，HPV检测非常客观，结果可靠，方法标准化，不同实验室间可比性强，易于培训和掌握，是极具推广前景的筛查技术。并建议，在有足够医疗资源的地区，可使用HPV检测方法进行初筛，并辅助其他技术进行分流管理和治疗。

数据

在我的家乡和一些低卫生资源地区，宫颈癌发病率非常高。在大城市的女性，HPV感染率非常高但因感染而导致死亡的较少。在大规模筛查中，我们掌握了更精确的数据。

人有贵贱少长，病当别论。

——李时珍

有人说，随着科学的进步，社会的发展，病越来越多，怪病也越来越多。

诚然，有些病是"普遍现代病"，像"三高"、黑棘皮、抑郁症，还有网友戏谑的那些触屏指、沙发腰、空调病。

疾病的大规模发现，主要还是由于科学技术的发展与人的寿命延长。古代儿童夭折率高，像历史记载的康熙皇帝有35个皇子、20个皇女，5岁前死亡的皇子12人、皇女10人，像欧洲的黑死病、大规模的战争导致的饥荒，更莫提先古社会人们打猎捕食而被野兽分食，在人均寿命30岁、40岁的年代，在缺衣少食的年代，大家无从想象肥胖症、骨质疏松、老年痴呆等。

我国现代的人均寿命在78岁左右，这意味着，在岁月长河中我们拥有更多的经历包括患病的经历，它同时也意味着，社会上大部分人都能活着感受到癌症。大部分常见的癌症都是在40岁以后，甚至是60岁以后才会出现。比如食管癌，通常都是在60岁以后才会发病；前列腺癌，年纪越大患病风险越高，发病中位数为72岁。

进入近代后，医疗技术突飞猛进，体检和筛查也发现了越来越多的患者，因为技术，更多的病被提早发现了。

在2008年调到北京工作之前，我大量的工作时间和工作场所都在地方医院。城市中长大的孩子们可能难以想象，那些地方尤其是从牧区前来的病人，是那么的淳朴，甚至有时有些木讷。他们往往是没有体检观念和定时体检习惯的人，他们往往是身体不适到了极点才前来医院的人，他们往往是医生说什么都听、医生说怎么办就怎么办的人。

我曾在《我们一起面对：一位妇产科医生的诊疗手记》一书中写过一位巨大卵巢囊肿患者的故事，她从二连浩特赶到呼和浩特看病的时候，我以为她怀了双胞胎，在确诊后我留她住院，她还再三担忧着费用问题、家里的牛羊和一堆农活。有很多时候，我会因为牧区那些小病拖成大病、大病拖成晚期的病患，因为想回去放羊放牛而拒绝住院的病患，因为路途遥远而放弃长期买药的病患，急得不行。

与此反差比较大的是，大城市的患者们，往往有知识、有文化，有良好的获取信息的渠道，有着各种融会贯通的本领，她们往往会有更及时的体检、更便捷的用药、更多的自我重视、更多的疑窦和更多的问题，她们会在身体出现风吹草动的时候及时前来，有些时候会与医生交流沟通很久，也有些时候会产生质疑并针锋相对。她们的表现更为个性化，有时候也更为多愁善感。

随着我们与自然界打交道越来越少，与城市打交道越来越多，与生产活动尤其是工业生产交互越来越多，我们受着正向和负面的双重影响。像电冰箱的发明，让食物得以妥善保存和囤积，人们吃霉变食物的机会减少，胃癌的风险降低了。但同时，生活在城市的人们，经受工业活动引起的环境污染，导致肺癌等肿瘤高发，像石棉这种矿物质在近代的被发现，也一度让很多人深受肺病和肺癌的折磨。一方面人类的工业活动与科技活动，使得我们有了新技术可以抵御某些疾病伤害，另一方面新技术本身也会带来另外一些伤害。

在我主导或参与筛查的全阶段中，有三个阶段，升腾起强烈的感受。

在做筛查的最初阶段，是我作为一名妇产科老医生、一名宫颈癌筛查的"新人"进行家乡适龄妇女筛查的时候，发现鄂尔多斯HPV感染率特别高。

上文中提到，2009年在鄂尔多斯、兴安盟、通辽三个地区的HPV筛查中，鄂尔多斯乌审旗地区感染率最高为26.26%，兴安盟12.8%，通辽13.01%。在我从2005年起到2010年结束的12万人筛查中，鄂尔多斯宫颈疾病发病率也是位居第一。

在早年的农牧区，女性往往过着贫穷而忙碌的生活，她们的日常是饲养牲畜，养育孩子，每个季节都有该做之事。像每一个女性那样，她们同样体验着身体的痛苦：怀孕、生产、流产、子宫下垂、卵巢囊肿等。不同于城市女性和当代女性的是，牧区女性过早的婚姻和孕育、多产，且常年遭受草原的干旱和风沙，以及地表和地底下矿产资源的无序开发，让她们的免疫力变弱，遭受病毒侵蚀后不易清除。

段医生提示：

初期感染HPV病毒包括高危型病毒，都是没有什么明显症状的。那么，谁会走大老远的路程，去找哪怕最近的体检机构，给自己看看是否患病呢？经过很长时间，随着病情发展，她们开始腹痛，下身开始流血，这个时候，会有不多的女性赶来大医院就诊。这时病痛被发现、被辨别，但那时候往往已经癌变甚至已到了晚期。

感染率、病变率、死亡率，在那时的牧区是正相关的。发现就是晚期癌，患者癌细胞已经转移，需要放疗化疗，再加上一时没有相应的治疗条件，就会有致命的风险。

经过全球医务和研究人员多年的努力，形成了一些宫颈癌在国家与地区的比较分析，在种族和民族间的比较分析，与发达国家和地区相比，发展中国家和地区宫颈癌的发病率和死亡率均较高，像南非、东非、中美洲、中亚、南亚和拉美地区；像非裔美国人、拉丁美洲人和美洲印第安人发病较多，而夏威夷人、新西兰毛利人等发病较少。我国曾经对8个民族宫颈癌的死亡率进行了调查，发现维吾尔族的死亡率最高，其次是蒙古族、回族，而藏族、苗族和彝族则较低。

段医生提示：

在以往的认知和过去的统计材料中，宫颈癌发病年龄大部分都是在53~69岁，绝经后妇女更多一些。可是在2005年及以后的十年左右我的统计数据中，患者多数是在45~49岁发病，发病年龄呈越来越年轻化的趋势。

宫颈癌年轻化倾向，体现在我的多个筛查项目中，在早些有的筛查中显示，癌前病变CIN2-3的高发年龄为45~49岁，宫颈癌的高发年龄为55~59岁；有的筛查中显示CIN的高发年龄为40~49岁，宫颈癌的高发年龄为50~54岁。而近期的数据更是可怕，在2023年的"加速消除宫颈癌促进妇幼健康"座谈会上，首都医科大学附属北京妇产医院的发言人表示，目前来看，每年中国新发宫颈癌10万~15万例，其中，30%以上是40岁以下患者，宫颈癌年轻化趋势明显。

随着宫颈癌筛查工作的不断深入，在进行了规模筛查、获取一定基础数据后对比后，发现内蒙古地区发病年龄呈降低趋势。

宫颈癌年轻化，不仅是内蒙古地区的现状，也是全国女性患者的现状。

如果将HPV感染比喻为那个"坏种子"，那么诱发高危型HPV持续感染的条件可以被称为"土壤"或者"温床"。HPV感染是宫颈癌发生的必要条件，但不是充足病因，还需要其他致病因素协同刺激，上述内源或者外源的因素，就构成了这种协同刺激，最终导致宫颈癌的发生。

那么，内蒙古地区特有的外部环境、女性尤其是年轻女性生活习惯的现状、与筛查和检测的积极介入，都成为当下宫颈癌年轻化的发现因素。

 你知道吗？

　　宫颈癌的病因学研究历史悠久，也提出了许多可能的病因。概括来讲主要包括两个方面：

　　其一是行为危险因素，如性生活过早、多个性伴侣、多孕多产、社会经济地位低下、营养不良和性混乱等；

　　其二是生物学因素，包括细菌、病毒和衣原体等各种微生物的感染。

　　在截止到2021年的一项数据库mata统计学分析中，显示吸烟、初次性行为年龄、性伴数、是否使用安全套、性行为频率、性伴阴茎或包皮过长、宫颈糜烂、孕次、流产次数与我国女性HPV感染相关性较大。

　　在2008年我调入北京同仁医院后发现，十多年来，城市女性的HPV感染率十分高，但农村由于感染导致宫颈癌的死亡率更高。

 段医生提示：

　　最新研究观点认为，年轻女性易感染HPV，其中25岁以下HPV感染率最高，但绝大部分HPV感染为一过性，通常在感染的数月至两年内消退。在女性14岁以上，25岁之前，会经历HPV感染的第一个高峰，第二个感染高峰年龄是40岁以上。

关于第二个感染高峰也有很多假说，我比较认同的还是免疫说，由于女性激素水平的波动和降低，导致免疫反应受损，激活潜伏的HPV，或对新发病毒的清除能力下降，从而发生持续感染。

虽然看上去，宫颈癌多发于性活跃妇女和城市流动性大的妇女，但我并不愿意将这一点作为批判的要素进行道德层面的指责。在日常的问诊和治疗中，除了提醒要妥善保护好自己的身体，更多的是鼓励患者尽快提高身体免疫力，获得内分泌平衡。

因为城市，尤其是大城市年轻女性，她们有着不同于我们以往的生存压力、精神焦虑、失眠惊惧，她们诉说自己"社交恐惧""睡不醒爱好者""夜夜爪机党"的时候，实际上是对内心的安抚和呼救。

在真实症状出现的时候，我能从她们的状态中看到"假性症状"已经持续很久。我期望她们在享受如今好的双筛条件的同时，还能有认知、有精力地在自己的身体、家庭、生活和工作之间，创造好的平衡，在看不见的病毒面前，为自己多准备一份防护的屏障。

病耻

　　病耻，归根结底是社会关怀的缺位。大量女性患者由于这一点错过了筛查与治疗的黄金期，她们的痛苦不应被轻描淡写，她们的健康要求不应被其他声音淹没。

女性所能够书写的并不是另外一种历史，

而是一切已成文的历史的无意识。

——戴锦华

在"追索"篇章中我们提到德国科学家豪森教授，一路追寻HPV与宫颈癌关系的过程。也提到，他顶受着巨大的压力，向2型单纯疱疹病毒（HSV-2）发起进攻，设计了专门的实验，来验证2型疱疹病毒与宫颈癌之间到底有没有因果关系。

为什么当时人们普遍认为2型疱疹和宫颈癌直接相关？一个重要原因是，人们认识到宫颈癌来自可以通过性传播的病毒，科学家们也发现，患者的生殖器肉瘤会转化成为宫颈癌。而2型疱疹会造成生殖器或肛门部位感染，出现水泡、溃疡等症状，一些小样本的统计学研究，也支持了很多宫颈癌患者都曾经感染过2型疱疹病毒的结论。

经过多轮多次的实验，豪森教授并没有在宫颈肿瘤样本中检测到2型疱疹的DNA，原来宫颈癌的元凶另有其人。研究结果公布了之后，人们有了进一步的认识。之前多数人将宫颈癌发病直指与性生活有关，认为其是不洁的标志。

有很多疾病，会由于我们认知的缺乏而被误会，甚至有些被扣上耻辱的帽子。

比如梅毒。最早有关梅毒的明确记载，是在1494年的意大利，在法国和西班牙的军队进入意大利后，很快便迷恋上了当地的女郎，导致梅毒在军队内快速传播。回国后，法国人和盟国的匈牙利、瑞士、英国等国的士兵们，携带着梅毒病原体大肆传播。

当局者和一些社会人士，尤其是性别主义者断定，该病是由女人传播的——尤其是"失足妇女"或娼妓。一直到20世纪，欧美都保持着这种意见，并且影响了专家们如何向公众解释这种病，又如何抵抗。他们倡议女性性工作者要"保持清洁"，却没有给寻欢的男性同样的建议。

现在大家都知道，梅毒的病原体是梅毒螺旋体，男女双方都注意卫生，传播就能得到很大程度的控制。但人们对它的恐惧，直到青霉素问世才渐渐减弱。

有一些疾病，由于对女性生理特殊性的认识不足，导致科研中临床试验和特殊关怀的缺位，导致一些女性疾病被忽略。

我曾经看到一句令人振聋发聩的话：患有心血管疾病的女性都去哪了？

据一项调查，1990—2016年，我国心血管疾病患病人数增幅 2 倍之多，由 4060万人增加至 9380万人，其中女性所占比例为 52%。调查显示，相较于男性，更多的女性心血管患者没有得到规范的药物治疗，血脂、体重等相关风险控制程度也显著差于男性，对于以胸闷气促等非典型症状首次就医的女性患者，医生可能先入为主地考虑一些情绪心理因素。并且，女性的就诊时间通常比男性晚 10 年。也是因为，在疾病刚开始，女性可能不会将初始症状视为器质性心脏病的表现。

在医学上，在生物医学研究中，女性和非人类的雌性哺乳动物出现较少。医学研究和护理一直集中在男性生理学上，假设雄性和雌性细胞同动物在生物学上是相同的，循证医学的定义主要是在男性中进行的临床试验。

这种研究的大前提是将男性和女性视为生物学上的等同体，认为基于男性的结果适用于女性。然而，女性的生物学变异和遗传差异会导致特有的危险因素，女性的内源性和外源性雌激素等，会对体内各类细胞产生影响，使得女性拥有特定性别的发病机制。

虽然到了20 世纪末期，这种研究标准有所打破，但在疾病的病因、发病率、诊断甚至是治疗上，一个轻微的忽略，落在具体的人身上，不啻于一场灾难。

在20世纪90年代，有朋友可能会记得，街头的电线杆上贴满了大大小小的广告，"性病梅毒淋病尖锐湿疣一针灵""老军医治疗疮"等等不绝于眼，那是针对许多羞于去大医院就医的皮肤病患者，被一些游医们视为的巨大"商机"。我曾接诊患有妇科炎症的年轻患者，问小姑娘怎么这么严重了才来，她说是去了某某小诊所，涂了不少药，结果反复发作更严重了。

这就是那个"谈性色变"的年代。在城市里，这种情况已经不多见了，在内蒙古的牧区，依然存在。

段医生提示：

　　做两癌筛查，要对抗的远不止疾病本身，还有贫穷、信息匮乏，以及女性对于身体的羞耻，和围绕在她们周围的那些成见。

　　在这本书开篇的时候我写过，有些女同胞，她们会拒绝来筛查。在做HPV筛查的时候还好，在做两癌筛查的时候，会有半途"跑路"的，因为两癌分乳腺癌和宫颈癌，乳腺环节还好，宫颈要脱裤子，于是人立马跑了，追都追不回。

　　我调查过当地女性不愿意参加宫颈癌筛查的原因，依次排序分别是：不认识检查的好处、做妇科检查难受、查出病后有心理负担、没有症状所以不愿检查、查出宫颈癌也治不好所以不如不查、害怕上当受骗。还有百分之一的人给出的理由是，丈夫不允许。亲爱的读者，但愿你对两癌的筛查有正确的认知。

　　乌审旗妇幼保健院的嘎日格院长就特别有办法，除了给女性居民送米、面、油，她还经常开展关于女性健康的讲座，每年都讲十几二十场。她是蒙古族，了解牧区文化，善于言辞，她每次都用蒙语讲座，同事再用汉语翻译一遍，为了更直观，她还特地做了一份百余页的《为了姐妹们的健康》的PPT。

　　我们的筛查过程覆盖人群巨大，覆盖传统又朴实的农区牧区妇女，她们极具代表性地展示出，一路走来的生活、处境、情感以及正在遭遇的命运。

　　而尖锐湿疣，通过前文我们知道，它是由于最常见的低危HPV亚型HPV6型及11型引起的。但是由于它出现在性传播疾病相关的警示语中，出现在许多不怀好意的故事中，它还与梅毒、淋病并称为世界第三大类性病，它传播广、感染快，给人带来心理上和生理上的双重痛苦。

正值25岁好年华的小方找我看病时，可以看出来她已经被折磨了很久，她得尖锐湿疣已经2年多，却拖到现在才来医院。

她略显难堪地描述自己的情况：阴部长了好多菜花样小肿物，紫红色，分泌物多，瘙痒难忍，最近小肿物越来越多了。自己曾悄悄跑了小诊所，也私下里道听途说用了很多中药西药，都不管用。

小方未婚，有性生活，但与男友早已分开。我想，身边没有能说说话的人，可能是她羞于求助，并且有可能已经多次乱投医的原因。

体格检查正常，妇科检查发现，湿疣长满了阴部各处，阴阜上两个，大阴唇上多个，小阴唇两侧长满，还有些分布在阴道口。阴道及宫颈正常，子宫及附件正常。我当时取了活检，确诊尖锐湿疣。

 你知道吗？

尖锐湿疣初起仅表现为柔软的小丘疹，若不及时治疗，会聚集成菜花样，增生向外周蔓延，在性器官处占位。因为好发于会阴部及肛周的性传播疾病，俗称"菜花""尖尖"。

尖锐湿疣传染性极强，由于其主要通过性关系传播，使得很多患者羞于开口，自尊心受损，如若被伴侣知道，也容易破坏感情和家庭。

除了这种伤害，由于尖锐湿疣容易反复发作，也常常导致患者心情沮丧、抑郁不堪。它的反反复复，有点像商场的"停业整顿"，停止活动一段时间，然后再次出现；也很像草原上、庄稼地里不受欢迎的野草，"野火烧不尽，春风吹又生"，并且，除非发芽发出来，否则没人察觉它的存在。

 段医生提示：

　　其实尖锐湿疣的治疗方案，我们是非常齐备的，可以选择外用药物治疗，涂抹咪喹莫特、三氯醋酸、二氯醋酸、干扰素，并配合一些辅助药物，达到抗病毒以及去角质增生的效果。还可以用冷冻疗法，利用$-196℃$低温的液氮，采用压冻法治疗尖锐湿疣，促进疣组织坏死脱落，操作简便、高效，病人易耐受。适用于数量少、面积小的湿疣。如果存在比较大的疣体，可以做局部外科式手术切除，也可以用CO_2激光烧灼法、电灼治疗、中药治疗等。

而在与小方的沟通过程中，我对病发的原因、场景、是否来自男友一概不问，在检查后直接与她探讨治疗方案，并告知任何一种方法都有可能导致复发。

小方紧张的状况缓解了很多，从她的脸上能觉察出松了一口气的感觉。她很快选择了激光手术治疗，当时清除得比较充分。

半年后，小方又来找我，说，又长出来了。当我再次对小方进行妇检时，发现其小阴唇两侧可见分散的湿疣，会阴部可见多个分散的湿疣。

跟小方再次聊天时，我还是非常轻柔和小心，生怕加重她复发后的苦恼。未料小方告诉我，她已经有了心理准备，并且这次复发没那么严重，自己也不像开始那么害怕了。打算好好治疗，复发一次、治疗一次，直到彻底变好。

我挺欣慰的。给小方安排了两次激光治疗。

第一次激光后，叮嘱她用干扰素治疗一个月，期望她保持现在的决心，提高免疫力，和我一起努力。

第二次激光后，我给她留了电话，让她注意观察伤口愈合情况，有任何情况给我打电话。小方给我打了两次电话，一次咨询关于瘢痕恢复问题，另一次则是有一点普通的阴道炎症状。

在一年多后，小方的电话又响起了。我想，难道又复发了。

电话那头的她，支支吾吾地说，自己恋爱了，想结婚了。

有项研究表明，与男性相比，女性更能忍受疼痛，并且，女性的疼痛更容易被认为是"精神上的"。比如子宫内膜异位症的痛苦从外面是看不见的，女人露出的愁容被认为"苦相"。

还比如，女性月经周期仍然是一个忌讳的话题。古时固有的思想就是，女子的经血、产血、羊水以及胎衣都是污秽之物，碰之的人则会遇到不祥之兆，于是为女子的生理现象立下了许多条条框框的禁忌。在当今，在学校里、岗位上，哪怕是最开明的男性群体，在帮助经期女性时也是勉为其难。

事实上，女性痛苦的轻描淡写和社会禁忌背后有一个深层次的问题：许多年轻女性并不信任自己暴露痛苦会有什么好处，也并不指望获得什么理解和支持。

我想告诉女性朋友们，遇到这些问题，最关心自己的只有自己：你必须在第一时间打破沉默！

感染

　　HPV病毒会在任何时候侵入人体并安家落户，只是它需要更大的诱因才会进展为癌。良好生活习惯以及增强抵抗力的要求可能比较模糊，"宫颈癌三级预防"这一体系则十分精确。

疾病是可以感觉到的，

但健康则完全不觉得。

——［英］富勒

用一名妇科教授的话来说，"女性感染HPV病毒如同得发烧感冒一样广泛。"

我们来设想一个场景。你在美容院，美容师小姐姐告诉你：脸上的这些小点点，是HPV病毒哟，需要用激光或者电灼打掉。

你吓坏了：HPV，不是"那种病毒"吗？不是应该出现在"那个地方"吗？怎么会出现在脸上？

别担心

调查报告确认，大概80%的男士及女士的一生中，在日常生活中的某一环节都会感染HPV病毒，也就是大家常说的人乳头瘤病毒。

如果脸上感染HPV，可能是与HPV阳性感染者直接接触，或触碰感染者皮肤等部位引起感染。此外，误用了感染者的毛巾、个人物品等，也可以造成脸上感染HPV。常表现为面部良性赘生物，就是我们说的"疣"，像扁平疣、寻常疣。面部或者体表感染这种病毒，虽然病程较长、呈慢性，但有很大部分在1~2年或更长时间内自行消退。这种都是我们说的"低危型HPV感染"。

还有一种同属于表皮感染HPV，但是由于人自身的基因突变，病毒无限制入侵皮肤，最终导致整个表皮无限制的增生。大家可能有印象，在新闻中、短视频中，会刷到东南亚一些国家出现了"树人"，HPV也是导致"树人"患病的罪魁祸首。

HPV主要靠接触传播，请读者朋友们不要认为接触等同于"亲密"或者"过于亲密的接触"。人类作为一种群居物种，肢体接触是促进亲密关系的重要方式，也是传宗接代的唯一途径。一次牵手、一个拥抱、情侣之间的亲密行为，甚至任何一次皮肤或黏膜的直接或间接接触，都有可能完成一次HPV的传播。

感染 HPV 的高危人群分类

有调查显示，感染HPV的高危人群一共有三类：遗传易感人群、高危生活方式人群以及免疫功能低下人群。

遗传易感因素可能影响HPV感染的敏感性、持续性以及HPV相关癌症的发展速度。高危生活方式指性生活过早、多性伴、多孕、多产、吸烟、长期口服避孕药和患性传播疾病等。免疫功能低下人群指HIV感染者、自身免疫性疾病患者、糖尿病患者以及肾衰竭接受血液透析患者等。

很多曾感染过HPV的人，一生都不知道自己曾经是名病毒携带者；也有很多导致终生感染HPV的人，如5型病毒，但一生都不会出现任何的症状。这与HPV本身的型别和攻击性有关，也跟个人的免疫系统有关。

人类的身体非常奇妙，它有一道天然的防病毒屏障——皮肤和黏膜，不仅能阻挡病原体侵入人体，而且它们的分泌物还有杀菌作用。除了物理屏障，我们还有一套循环往复的永动机——免疫系统，在自身免疫力强盛的情况下，即使感染了HPV病毒也不用恐慌，病毒感染有自限性，很多情况下可被免

疫系统清除，进而自行转阴，不会对身体造成长期危害。

 你知道吗？

　　"病毒自限性"是大家有必要理解的概念：某种病毒感染人体后，刺激机体免疫系统产生特异性的抗体，能够中和病毒并激活补体，彻底杀灭病毒，这种病毒就称为具有自限性的病毒，包括引起普通感冒的各种病毒，如呼吸道合胞病毒、鼻病毒、冠状病毒、腺病毒、埃可病毒、柯萨奇病毒、甲肝病毒、戊肝病毒以及水痘-带状疱疹病毒、麻疹病毒、风疹病毒、流行性腮腺炎病毒等。而有些病毒感染机体后，刺激机体免疫系统产生的抗体并不足以将病毒彻底消灭，这种病毒就不具有自限性，如乙肝病毒、丙肝病毒、艾滋病病毒等。

　　然而，再强大的免疫系统，也会有打盹的时候。

　　HPV非常狡猾，通过细小的伤口进入皮肤和黏膜中的表皮细胞，它有着特殊的感染与传播策略。它的DNA不进入血液，不产生病毒血症，也就是不易被感知，它不会激发你直接产生炎症，也就是不易被觉察，它此时具备了"免疫逃逸"的本事。

　　正常来说，当发现有细胞DNA受损时，要么进行自我修复，要么让这些细胞自我凋亡；端粒也能够控制恶性细胞的生长繁殖，它会随着细胞分裂次数增加而缩短，一旦消耗殆尽，细胞便会凋亡。而HPV攻击了免疫系统不太关心的区域——上皮细胞，大大降低它们被发现和被杀死的概率。

　　相比起鼻病毒、流感病毒、新冠病毒这些生猛的病毒，一旦进入人体就大肆"劫持"细胞，疯狂地复制自己，最终宿主细胞会因被撑破而死亡。而HPV的入侵方式相对比较"温柔"，它们进入细胞后并不急于完成个体的复制，而是假扮成宿主细胞的遗传物质，在宿主细胞分裂的同时也完成了自身的复制。

在悄没儿地进入宿主细胞后，HPV病毒会经历3个阶段的生存周期，即生产期、维持期和分化依赖期。在生产期，HPV首先进入基底上皮细胞。人类的表皮细胞可以分为五层，最内层的基底层细胞不断分裂增殖成为新细胞，并一层一层向外移动，先后形成了表皮的各层，最外面的角质层细胞会不断脱落，表皮细胞就在这样的新陈代谢中周而复始。在表皮细胞孜孜不倦的更新代谢过程中，HPV病毒从基底层加入，趁着正常细胞的分裂增殖，它跟着复制自己，并跟着一层一层向外移动。

成功经过这一周期的HPV病毒，就可以长期潜伏在宿主体内，作威作福了。在搭着宿主细胞复制的"便车"接近最外侧并进入新的循环时，HPV的复制加速了。

在这个加速的过程中，一方面，它加速了在表皮的增殖并形成乳头状的瘤，也叫疣；另一方面，它释放出大量的病毒颗粒，通过接触传播感染新的宿主；在最严重的情况下，当宿主因各种原因免疫力较弱时，病毒清除不完全，并发生持续感染，在一系列机制的共同作用下，受感染的细胞失去了控制，它们肆无忌惮地复制和分裂，最终发展成了癌细胞，形成恶性肿瘤等病变。

这个最严重的进程，在人体内是静悄悄的，但叙述起来可以产生画面。这有点像朋友们看过的科幻片或者恐怖片，一种来自远古的或者外太空的细菌，它的细胞修复与凋亡过程完全不受控制，受感染细胞的端粒长度不会因为分裂而缩短，因而摆脱了我们人类认知中的衰老和死亡，而达到另外一种意义上的永生——永远分裂下去。

HPV病毒的DNA在人体内，如上所述安家落户。而在体外，机械应力、高温、辐射或化学冲击等情况，会导致人体受到伤害，致使病毒接到通知，再次疯狂复制，这叫"趁你病、要你命"。

其中，机械应力是最常见的原因，主要是由携带HPV病毒的组织损伤或长期过度受到牵拉等机械性刺激所致；化学冲击是由于炎症或感染等疾病状态导致的内部激素和酶的失衡或外部摄入影响人体正常器官调节系统的药物所致；高温与电离辐射、氧化应激、紫外线暴露等辐射冲击，这种冲击可能会使机体产生氧化应激，造成宿主细胞对HPV"门户大开"。

专门写一节，与大家一起了解HPV病毒侵蚀人体并发展为癌的过程，目的是期望朋友们"知己知彼"，"己"是自己的己，"彼"也是自己的彼，只不过发生在微观世界。这个世界尤其是以DNA、RNA为研究的世界我并不擅长，并且在大多数人眼中它曾经是高深莫测的，是枯燥的。但是由于近几年科普的兴盛以及大量学者以优美而拟人的语言叙述其性状及其与人的关系，使得我也可以与读者们一起，浅浅地而又普适地理解它们。

同时，在我们肉眼所及的这个宏观世界里面，我们一致行动。

段医生提示：

　　从HPV的辨认开始，到宫颈癌的发生机理，使得宫颈癌成为能够具备"三个唯一"的恶性肿瘤，即"唯一病因明确、唯一可以早期预防和治疗、唯一可能被消除的癌症"，它直接指导我们完善了宫颈癌防治三级预防体系：
　　一级预防，也就是病因预防，重要的就是HPV疫苗的接种。
　　二级预防，采用HPV病毒+宫颈细胞学定期筛查。
　　三级预防，及时治疗宫颈高级别病变，阻断子宫颈浸润癌的发生。

　　一级预防，也就是病因预防，其发生学渊源的研究，已经经历了太多曲曲折折，最终转化为HPV疫苗，带给所有的适龄女性朋友。

　　这一系列的研究、成果和实践带给我的巨大欣喜是，从小小的嗜上皮DNA病毒开始建立屏障，到最后，让晚期宫颈癌的可能性，真正成为"穷途末路"。

微创

　　微创，不是某项具体的技术，是一项高贵的外科手术原则，无论是针对宫颈病变的冷刀、热刀、锥切还是全切，医生都需遵循最小损伤的原则。

一个高明的外科医生应有一双鹰的眼睛,

一颗狮子的心和一双女人的手。

——英国谚语

 段医生提示:

在前文中,我们提到过几次宫颈锥切手术,这种手术方法通常在宫颈癌前病变的CIN2-CIN3阶段进行。锥切术对女性朋友的伤害并不大,由于是切除部分宫颈组织,一般不会影响患者的生育功能。

锥切,就是以由外向内呈圆锥形的形状切下一部分宫颈组织,我们用它切除病变组织,也用它作病理检查,确诊宫颈的病变。所以我们可以这样理解:锥切,它可以是诊断,也可以是治疗。

在这里我突然想到一个问题,还是关于锥切,一些想象力丰富的朋友,脑中会出现这样的画面:锥切?那是不是还有扁切?环切?点切?其实不是的,你可以把"锥切"与"保留子宫"联系到一起,一般来说,比"锥切"更严重的手术,就是不保留子宫的手术。

37岁的海兰在拿到自己的检查报告时,已经默认自己此生与生育无缘了。

她进来诊室,脸灰灰的,递给我体检报告:TCT非典型鳞状细胞（ASCUS），HPV18（+），其他均正常。

我说，做个妇检吧。初检结果是：宫颈光滑，宫颈癌前病变，为内生型病变，阴道分泌物清洁度Ⅲ。

 你知道吗？

> 在本书的"识别"篇章中我们已经讲述过，内生型病灶，从子宫颈表面是很难看出病变的，因其并没有外部的菜花样改变，反而十分光滑，或仅有柱状上皮异位，但是能检出子宫颈肥大并呈桶状，常累及宫旁组织。

那么，下一步我就要取活检了。

给海兰开了消炎药，预约阴道镜的时间。一周后，海兰准时到达。

为海兰取膀胱截石位，窥器暴露宫颈消毒，局麻。

> **膀胱截石位**
> 膀胱截石位，是我们给病人做检查或手术时的体位，一般见于泌尿外科、妇科或肛肠科。具体姿势是仰卧于检查床上，臀部靠近床边，两腿放到支腿架上，能最大限度显露会阴。

接着，我用电烧环（LEEP刀）切除宫颈内口处病变。取标本，止血。

这里的电烧环切除术，就是宫颈锥切手术中的一种。

电烧环手术

　　电烧环手术，也叫LEEP刀手术，就是通过电热圈的环形金属丝传导、高频交流电来切割病变的组织，它是治疗宫颈癌前病变的有效办法。出血少，手术的时间也比较短，对组织破坏也比较小。

　　电烧环手术，顾名思义，用电的、是热的，它算是锥切手术中的"热刀手术"。在此之前，我们广泛使用的是"冷刀手术"，顾名思义，就是冷兵器，冷工具，其实就是手术刀。

 段医生提示：

　　除了冷刀、热刀这类宫颈部分的切除性治疗，当下还有比较热门、对女性创伤比较小的消融治疗，又称物理治疗，包括冷冻、热凝、激光等组织破坏性治疗。

　　这些新的治疗方法，都是我们这些年去接触、去学习、去使用的，在日新月异的科技成果这一方面，没有新医生、老医生之分，大家都期望第一时间掌握更新的、更好的、更适配的新技术。

　　像热凝，就是利用超高频（微波）电波，在接触身体组织的瞬间，使细胞内水分形成蒸汽波来完成各种切割、止血等手术目的，不影响切口边缘组织的病理学检查。还有像冷冻术，是指利用制冷剂（常用为液氮），使局部病变组织反复冻融，使之坏死或变性而脱落，再经组织修复而达到治疗目的。

　　这些技术非常适配我们说过的外生型宫颈病变，就是病变组织向外生长并且能够看到。不仅可用于宫颈癌前病变，其也能用在一般宫颈炎和息肉的治疗。

回到海兰现场。

术后送病理，汇报：宫颈原位癌，切除边缘组织均未见异常病变。

拿到病理时，海兰突然哇哇大哭，说，果然就是癌啊，我还没来得及要孩子呢，我老公太惨了……

我说，海兰，你是不是以为要切除子宫？

海兰说，是啊。

我说，海兰，你仔细看看，后面这一句！

海兰胡乱擦了擦眼睛，拿着病理一阵子乱看。

我赶忙说：你看这里！你得了宫颈原位癌，但是那天做阴道镜给你切除了，病历上写着边缘都是干净的，没有异常病变！你不需要再做手术，也不用切子宫！

是的，这就是这一节一开始讲的，锥切术，它既是诊断，又是治疗。我切除了病变组织，并送病理检查，显示切除得很干净。那么，我的这一阶段治疗任务完成了。

并且，能够切除得这么干净、非常利索，还有一个重要前提：宫腔镜下手术。

对现在的大多数医生而言，宫腔镜手术是非常常见的小手术。但对我来说，有两样东西，一个是宫腔镜，一个是更早以前出现的B超，我一直称它们为我的"第二双眼睛"。当然，我的第一双眼睛，包括我的肉眼，和当下的老花镜。

在没有B超的时候，我们进行刮宫或者钳刮，没有办法知道准确的位置和数量，容易发生吸空和漏吸。后来又有了宫腔镜，它在治疗的全流程中可以清晰观看并准确定位，也为妇科医生创造出许多经典的手术方式。

宫腔镜

宫腔镜，在某些方面与锥切一样，它可以用于检测，也可以用于治疗。

用于检测，用宫腔镜定位取材比传统的诊断性刮宫、子宫输卵管碘油造影，以及超声检查更为直观、准确、可靠，减少漏诊率，被誉为现代诊断宫腔内病变的金标准。

用于手术治疗，这一微创技术可以治疗有症状的各种宫腔内和宫颈疾病，比如说可以改善月经稀少等多种月经不调症状，而且可以治疗子宫异常出血、子宫肌瘤，也可以治疗不孕症。由于其自身的创伤比较小、价值高，被誉为"绿色手术"。

海兰的手术结束后恢复良好。我记得她念念不忘还没有子女的痛苦，除了让她赶紧去病理科会诊，还推荐她去生殖科室，叮嘱她：留足修复时间，关心排卵问题！

海兰后来的复查结果很好。如今她已经有了自己的宝宝。

"保留生育手术"还是"不保留生育手术"，从医生口中听到这些话让人感觉冰冷，但能保即保一定是医生的首选，它并不是什么生硬的具体要求，而是医生的基本准则。

我与朋友们分享的观念是，生育小孩，是一种权利而非义务，是一种选择而非牺牲。生命的完整度和生活的精彩度有很多种，完善的家庭结构是其中较好的一种。但是，我必须尽最大努力，帮助我的病人拥有生育的能力，拥有生育的选择权，拥有更多选择幸福的可能性。

有朋友曾经问过我，那假如怀孕后，才查出宫颈癌呢？

的确，宫颈癌合并妊娠，是个少见但非常棘手的问题。

在过去及当下的一般体检和孕前检查中，并没有HPV筛查这一项，并且有意识地打过HPV疫苗的女性并不是很多，我们还是会遇到怀孕期间查出癌前病变和宫颈癌的案例。据报道，妊娠合并宫颈癌，占宫颈癌总数的0.92%~7.05%，国外文献报道是总数的1.01%。并且往往是因为产前出血等其他原因而就诊，通过阴道涂片、宫颈刮片及活检确定了诊断。

 段医生提示：

> 孕期如果查出癌前病变乃至宫颈癌，我们的原则是，不可能不治疗。因为女性怀孕到生产时间比较久，妊娠时由于盆腔内血液供应及淋巴流速增加，可能促进癌瘤的转移；且在分娩时会发生癌瘤扩散，严重出血及产后感染，进而危及生命。

妊娠时，还会有一些复杂的情况，由于受雌激素影响、宫颈移行带细胞增生活跃，可类似原位癌病变，但细胞还保持着定向分化，说明细胞的极性还在，大家可以理解为稳定性还在，这些变化产后均能恢复。妊娠期也可能合并原位癌，产后不能恢复。这些都是需要医生们认真判断、区别应对的。

段医生提示：

在癌前病变较轻的情况下，如CIN1阶段，可以继续妊娠，在孕14~16周后做TCT，看有没有继续病变。如果病变没有发展，可以继续妊娠。

如果是原位宫颈癌，大多数时候可以做宫颈锥切，并能够继续妊娠，锥切缘阴性可延迟到产后继续治疗。在这一点上，没有办法做一个确切的选择，必须通过完善相关的检查，在确诊之后根据临床分期、孕妇的身体情况等各方面，选择合理方案进行治疗。有的女孩子，身体好、血运好，病情发展得也很快，我们就会面临单独与其沟通做出终止妊娠建议的局面。

如果是浸润癌，可能就需要放弃妊娠，做较大的手术进行治疗。而到了各期子宫颈癌合并晚期或已临产者，就应行剖宫产术，以后再做手术或放射治疗。

总的来说，我们期望女性们能在备孕前即进行HPV检查，一旦发现问题，医生们还有机会选择更轻微的伤害进行更有效的治疗。

在纪录片《手术两百年》中曾描述这样的画面：病人被麻醉后，躺在经过简单消毒过的手术台上，外科医生们用刀、锯、锤等庞大而冰冷的工具进行手术，场面十分血腥，手术成功率低。即使侥幸存活下来，术后的创口感染以及带来的巨大疤痕，也会给患者及家庭带来巨大的痛苦和阴影。

传统外科因受条件的限制，一直无法克服小切口和充分暴露之间的矛盾。以腔镜为代表的新一代技术解决了这一问题，使外科突破原有的一层又一层手术禁区，使微创外科得到迅速发展，腹腔镜手术、宫腔镜手术、脑显微手术、眼科显微手术，以及内镜超声、超声刀、微型手术等器械，都是这些发展的显著成果。

解决子宫的问题，我们常用到宫腔镜和腹腔镜进行治疗。如刚才所述的手术，我们就用宫腔镜而不是腹腔镜。

 你知道吗？

> 宫腔镜和腹腔镜的区别是：宫腔镜只解决子宫腔内的问题，而腹腔镜则是解决子宫腔外的问题，比如盆腔、腹腔甚至上腹的一些问题。
>
> 相比而言，腹腔镜的创伤更大一些，因为腹腔镜要经过皮肤做切口，而宫腔镜通过阴道、宫颈进入宫腔，不需要在体表做创伤性切口；腹腔镜术后需要密切观察手术的伤口，因为只要有创口就会增加感染的风险，而宫腔镜由于没有体外的伤口，就不存在体外手术创口感染的问题。

我也有过在一台手术中同时使用宫腔镜和腹腔镜的情况，当病变同时累及宫腔内、宫腔外的结构时，常需要宫腔镜、腹腔镜联合手术。但有时会在患者癌变情况不容乐观、合并病症更复杂的情况下，进行宫腔镜与开腹手术同时进行。

有病人曾问我：段医生，您给我做的锥切是微创么？微创的标准是多么"微"才算"微"？能不能再"微"一点？

我都会如实解说：微创，不是一个去研究几分几厘、几秒几针的医学专科，它是一种外科的新思维方式与现代科技结合的工作手段。它的主导思想，是在保证获得最佳外科手术效果的同时，将病人在生理与心理上的创伤降至最低。

微创，这个珍贵的基本概念、这项高贵的外科原则，诚如医圣希波克拉底所言，"请你不要损伤！"

请相信，无论是冰冷的手术刀，还是炽热的热凝刀，后面都有着医者仁心。

切除

　　非常多的宫颈癌患者接受了全子宫双附件切除术，不能够保留子宫成为她们遗憾的选择。针对严重的患者，生命权是最后的底线，并要充分考虑复发的风险。

手术的第一条原则是，

要不劣于无为而治。

——［法］安布罗斯·帕雷医生

海兰和一些癌前病变及原位癌患者也算比较幸运，一方面是她们本身体质较好，免疫力没有遭受太大打击；另一方面是治疗得及时、努力康复并认真复查，对我们医生来说还要确保一点，一个能成功保留子宫的患者，其手术切缘应该没有任何残留病变，且切缘距离其病灶至少要有5mm。

由于特定时期的医疗条件，由于恐癌心理，全子宫切除术曾经是无生育要求的"高级别病变"患者的首选治疗。随着锥切术以及宫腔镜下手术的发展，这些原来意义上的合理治疗变成了过度治疗，全子宫切除术的实施有了更为严密和规范的前提。

全子宫切除术实施的前提

1.初始治疗时，无法进行宫颈锥切的情况。阴道镜组织学证实宫颈高级别病变，如果已经绝经，手术医生评估子宫颈明显萎缩，锥切操作实在难以实施，这种情况下也只能考虑全子宫切除术。

---

2. 做过宫颈锥切，需要补充切子宫的情况。这种情况比较复杂，宫颈锥切术后随访病灶残留或复发，首选还是可以考虑再次锥切术，但是如果再次锥切难以实施，也只能全子宫切除，还有锥切术后病理提示内切缘阳性，年龄≥50岁或已绝经且重复实施锥切手术困难，也要进行全子宫切除。

3. 合并其他妇科疾病和妇科外疾病的患者，像妇科类的子宫肌瘤、子宫脱垂，妇科外的自身免疫疾病、人类免疫缺陷病毒感染、其他部位恶性肿瘤、器官移植等，如果已绝经或无生育要求，也可谨慎考虑全子宫切除。当然，还有一个考虑因素，就是过去边远贫困地区的妇女，随访困难，并且她们大多已经生育，那么考虑全子宫切术是个现实的选择。

作为医生，我们不仅要熟记这些操作的实施前提和规范，并且要时刻准备在检查、筛查、手术、康复、复查过程中的突发情况。

宫颈高度病变或者宫颈癌有些复发转移的高危因素，都是通过病理检查发现的，除了刚才说的切缘阳性，还有例如宫旁浸润、淋巴结阳性、深肌层浸润、脉管受累，以及一些特殊病理类型等。

有的患者肿块比较大，恰好在临界病灶4厘米，手术开进去之后，发现里面已经有很多转移病灶了。那时必须完全切除子宫，不能保留生育能力。

还有些患者，在手术中发现有脉管的浸润，假如保留生育能力，就有短期内复发转移的风险。通常在结果显示淋巴结已经转移，就不能保留子宫了。

也有部分患者在术中的病理切片显示淋巴结阴性，但术后病理诊断又报告阳性。此时，患者要做一个很艰难的决定，到底是二次手术，切除子宫，或辅助放疗，破坏生育力；还是冒险辅助化疗，完成生育后，再继续治疗。

乌审旗妇幼保健院护理部的其其格，曾对一位收治的患者印象很深。

那是2013年的夏天，我们已经在属地进行免费两癌筛查，保健院门前有个公共厕所，有一位年纪较大的清洁女工负责卫生。

这天人少，其其格就招呼那位清洁女工来查，我们在检查中发现，她的宫颈已经是黑青色，拿棉球清理分泌物，一碰就渗血。

其其格有经验，知道事情紧急，直接给老太太的女儿打了电话，让她带母亲去上级医院检查。后来查明，老人是宫颈高度癌前病变CIN3累腺，因为年纪已经大了，所以我们为她进行了全子宫双附件切除术，她恢复得不错，现在已经完全康复，在家颐养天年。

我们经常拿这个案例，来说明筛查的重要性，它也能够说明治疗方式选择的考虑因素。

但这毕竟都是幸运者的故事，并非所有人都能够安然痊愈。

一切令医生左思右想的手术前考虑，最重要的判断要素就是有没有复发的可能性，或复发概率的大小。

而在医生们手术后的再三考虑和再三叮嘱，则是致力于"二防"：防术后感染，防日后复发。

你知道吗?

在通用的恶性肿瘤分期当中，可以分为四期，分别为Ⅰ期、Ⅱ期、Ⅲ期、Ⅳ期。宫颈癌一般采用FIGO分期：

0期，指的是原位癌，也叫上皮内癌；

Ⅰ期，指的是癌严格地局限于宫颈，Ⅰ期又分为ⅠA期和ⅠB期。ⅠA期是指宫颈癌的临床前期，只能在镜下诊断；ⅠB期指的是病变深度超过5mm，水平扩散超过7mm；

Ⅱ期，指的是癌扩展到宫颈以外，尚未达到骨盆壁，癌累及阴道，但未达到阴道的下1/3；

Ⅲ期，指癌扩展到骨盆壁，直肠检查显示肿瘤与骨盆壁之间没有无癌间隙，癌扩展到阴道的下1/3；

Ⅳ期，指宫颈癌扩展到真性骨盆外，或已有临床侵犯膀胱或直肠黏膜的症状。Ⅳ期又分为ⅣA期和ⅣB期，ⅣA指的是宫颈癌蔓延到邻近器官，ⅣB期指的是宫颈癌发生远处转移。

宫颈癌的复发率相对于其他癌种，不算最高，有数据显示ⅠB-ⅡA期宫颈癌患者的复发率为11%~22%，ⅡB-Ⅳ期患者的复发率为28%~64%。

而在所有复发的患者中，75.7%在2年内复发，14.9%则在2~5年复发，5年后复发的仅有不到10%。

所以，治疗完的患者疗效维持得越久，复发的概率越低。最好是不再复发，最差也预期能够延迟复发时间，延长生存期。

而术后的复查和随访，也是非常重要的。

"我腿最近总是肿，这是复发吗?""我的腰一直不太舒服，怕是要复发?"很多患者在积极治疗后,因为害怕复发,也会过于关注自身情况,身上有一些风吹草动,就容易联想到复发。

 段医生提示:

> 一般来说,复发病人会有一些体征上的觉察,比如肢疼痛,腹和盆部酸痛,阴道出血和恶臭白带,除原发部位病变外,有一些可在下腹部或盆壁发现肿块,下肢水肿等。还有一些患者在经宫颈癌治疗后有一侧下肢疼痛或下肢水肿,都标志着盆腔内有复发癌压迫神经及淋巴或静脉回流受阻所致。同时也有很多复发的情况存在隐匿性。
>
> 我们则会建议,在患者出院后1个月行第1次随访,以后每隔2~3个月复查1次;出院后第2年每3~6个月复查1次;出院后第3~5年,每半年复查1次;第6年开始每年复查1次。

随着年龄增大,记忆力的减退,曾使我一度患上了"随访强迫症",我一般会叮嘱患者三次:术后告知,必须按时复查,随时告诉我结果,来医院找我也可以,打我的私人电话也可以;快到随访时间了,先发个微信或者打个电话,不仅怕对方忘了,也怕自己忘了;隔了比较长一段时间,我会猛然想起来还遗漏了什么,就拿起小本本翻看时间,逐一打电话给本该来复查却很长时间没出现的患者。

让我们贯彻这一时间要求的一个重要原因是,最好防止复发,而一旦发现复发,由于是在第一时间发现,其大多还处在局部复发的阶段。

局部复发

顾名思义就是在原发病灶局部地区出现的复发，包括在阴道、膀胱、直肠，以及闭孔神经下方的脏器和上方的盆壁。像在阴道的复发容易引起阴道排液和分泌物异常，肿瘤侵犯血管或者肿瘤破溃都会引发出血，肿瘤压迫到膀胱会引起尿频和尿急，侵犯到肠子会引起排便习惯的改变。很多是患者能够直接感受到的。

远处复发

远处复发可能没有非常明显的症状，比如出现乏力、恶心或者体重减轻，乏力可能是因为癌细胞吞掉了我们的营养物质，引起了乏力，体重减轻也一样，而恶心可能是癌细胞侵犯或压迫了肠胃这类器官。这些症状容易被患者忽略，误以为是饮食或者单纯劳累所致。

转移

在宫颈癌晚期和远处复发的情况中，肺转移是宫颈癌最常见的血行转移，总体发生率约为15.8%。它在早期同样没有症状，等到癌细胞侵犯了肺部，影响了肺部细胞正常功能的时候，患者就可能会出现胸闷、胸背痛、憋喘、痰中带血等症状。

在远处转移中，肝也是相对容易转移到的器官，转移到肝脏后，患者容易出现肝区疼痛，食量减少、食欲不佳等等，还有可能会出现黄疸、发热等症状。

此外，还有骨骼转移，最常见的骨转移部位是脊柱和骨盆，相应地这些转移部位就很容易出现进行性加重的骨痛。

另外有较少见、但非常凶恶的脑转移，症状包括头痛、肢体麻木、表情淡漠、智力状况改变、单侧肢体瘫痪等等，其中以头痛和肢体麻木最为常见。

这位负责的同事其其格，至今还记得另一位病人，是一位牧区的蒙古族女性，有一年6月，剪完羊毛，过来找其其格做筛查，她下身已经在疼痛流血，TCT结果显示，她是高级别病变，必须马上手术。一个多月后，患者去了与乌审旗接壤的陕西榆林做了锥切手术。

术后第三个月，其其格打电话回访，让对方按时去复查，对方说，家里事情多，没顾得上，过段时间再去。到第六个月，其其格再打电话，对方还没去，她又催了一遍。等到她第三次打电话，对方已经在住院——因为复查不及时，癌细胞已经转移，一切都已来不及。从确诊到去世，只有一年时间。她去世时刚满39岁，是相当年轻的年龄。

这就是最无力的地方，也是医生们的集体苦恼——怎么把触角伸到最边缘、最难触及的角落，她们是那一类最没有自保能力的人，她们就是最需要照护的人。如何让这样的最弱势群体更早得到保护，筛查、治疗、复查、疫苗、公共系统等等构成一个严肃的大命题。

这些年来，我们依然持续遇到一些检查出便是晚期或者严重复发不能耐受放化疗的女性们，最终，为她们选择了姑息治疗。

 段医生提示：

　　临床上，癌症患者分为早期患者和晚期患者，治疗原则分别为"治愈治疗"和"姑息治疗"。当治愈治疗控制不住疾病的进展时，就采取姑息治疗，我们治疗的目的就从全力消除疾病，变为提高生存质量，减少患者痛苦。

　　到了癌症终末期，癌细胞的扩散、感染、癌痛、器官衰竭、恶液质、肿瘤破溃大出血、血栓等，会让人的生命逐渐消耗干净，并让人在巨大的痛苦中迎接死亡。姑息治疗能够缓解那些精神上和躯体上奔涌而来的痛苦，有助患者建立对生命的再度体会，并将死亡视为一个正常的过程，坦然地、有尊严地迎接最后的时光。

合并症

　　高度合并症、复杂合并症是我们经常遇到的，为此建立的会诊、联合手术机制是非常科学的，这对患者和医生甚至医疗软硬件来说都是一场考验。

病浅者可以兼治，故曰并行；

病甚者难容杂乱，故曰独行。

——张景岳

宫颈腺癌+子宫内膜癌+双侧卵巢黏液囊腺癌+乙状结肠转移腺癌+阑尾炎+淋巴转移，这是我在内蒙古自治区医院收治的一位病人，同时患有的疾病，也是同时给予的治疗，并接着进行了化疗，至今还好好地生活着。

很多患者都曾遭受过合并症的痛苦，像妊娠合并卵巢肿瘤、子宫肌瘤和妊娠合并子宫内膜癌等，甚至更为复杂的状况。在这些病症里面，没有一定的先后诱发关系，也没有哪个病症才算是绝对的主角。

患者阿腾花，44岁，蒙古族，身高165cm左右，体重74kg，有一个14岁的孩子。因为近几个月阴道总出现血性分泌物，房事后血量增多，这几天腹部胀痛得厉害，就来医院找我了。

进行妇科检查时，可见外阴有血性分泌物，阴道畅，宫颈口略开，可见息肉样赘生物5cm×3cm×3.5cm，从宫颈口突出，子宫体及双侧附件触诊不满意。用手触摸腹部，肿胀并压痛。

筛查和B超显示：TCT可见异常细胞ASCUS，HPV18（+），取活检病理诊断为宫颈腺癌。子宫正常大小，腹腔大量腹水，内膜厚1.8cm，右侧卵巢肿大18cm囊实性，左侧卵巢肿大16cm囊实性。瘤体可见血管，抽腹水送病理，可见癌细胞。血CA125升高。

初步诊断：宫颈腺癌，双侧卵巢癌晚期。

在这个阶段，包括在更多影像与化验资料齐备后的阶段，有经验的医生给出自己的判断，但很多时候并不具备准确的分期，我们称之为"临床（术前）分期"，其基于诊断的初步检查结果，提供癌症扩散程度的"最佳猜测"。另一个是"病理（术后）分期"，是根据进行切除术后获得的标本，对癌症发展程度进行评估，因而能够更准确地反映癌症扩散程度，因此至关重要。这个更为精确的分期结果，还有属于帮患者确定术后治疗方案。

另外，一般来说，两种或两种以上癌症同时检出，存在三种可能性：一种是独立的原发肿瘤；一种是从A原发，转移至B；一种是从B原发，转移至A。

 段医生提示：

在临床上发现，宫颈癌和卵巢癌同时发生的情况是不少的，一般来说，卵巢癌原发较多，转移过来的较少。并且一般来说，宫颈癌先发生，卵巢癌后发生。因为卵巢癌虽然难被发现，但恶变速度快，向外侵蚀的危险性大，从发病到腹水时间不会太长，且一个厘米大小后就扩散出现腹水。而宫颈癌从HPV感染到病变至晚期，时间则要慢得多。

我感觉阿腾花的病情较为复杂，并且了解一些京城大医院的情况，就找来家属谈话，交代病情，并建议他们带患者到北京医科院肿瘤医院治疗。

但没想到的是，几天后，阿腾花和家属来到医院，指定就在我这里治疗。倍感信任之余，我便立刻开单子将其收治入院。

接下来，为阿腾花做了各项化验检查，排除了肝、脾、心、肺、肾病变，并请了外科、麻醉科会诊。

 你知道吗？

会诊是个经常出现的医学词语，其是指出于诊疗需要，由本科室以外或本机构以外的医务人员协助提出诊疗意见或提供诊疗服务的流程。

在医院内发生的多学科、多科室会诊，一般会基于这些情况：临床确诊困难或疗效不满意的疑难、危重病例，在实施首次治疗前恶性肿瘤有转移的病人，出现严重并发症的病例，等等。有时是主治科室的医生发起会诊，有时是医院组织会诊。像我们妇产科发起的会诊，有时会有多个科室参加，比如脾胃肺病科明确肺部病变问题，脑科指导规范治疗高血压，外科排除一些疼痛相关的外科疾病，放射科明确CT等注意事项，还有医务科进行组织。

阿腾花病情会诊的主要参与者和手术过程中最重要的协助医生，是我们医院当时的外科主任。

做好术前的一切准备，包括胃肠道术前准备以及配血等后，我们确定手术方案：全子宫双附件切除术、盆腹腔淋巴结清扫术。

在病人的整个问诊和治疗过程中，除了初次面诊，还存在很多阶段的诊断。其中比较难以预估的，也是考验医生经验和专业程度的，就是手术中的再诊断。阿腾花的手术开始前，我先给外科主任打电话确认时间。主任说，他一整天都在手术室，所以可以随时过来帮忙。我便放心了。

手术开始了。取下腹部正中切口，切开腹壁到腹膜，再切一小口，可见大量腹水流出。用吸引管边吸收边切开腹膜层探查，腹腔左侧稍有黏连。

分离黏连后探查，右侧卵巢肿大，表面呈紫褐色，有少量渗出，表面光滑，无黏连，直径10cm；左侧卵巢肿大直径约15cm，表面呈紫褐色，活动差，与左侧腹膜及乙状结肠黏连，子宫体正常大小。

分离黏连，切除大网膜。仔细探查，再次分离左侧黏连，发现：左卵巢与乙状结肠并不是黏连，是侵蚀！

我让巡回护士到隔壁手术间叫外科主任来看一下，我需要智力与经验的帮助与确认，审慎评估手术方案。

外科主任问我，你估计侵蚀范围有多大？

我说，感觉是超过2cm了，必须进行肠管肿瘤切除了。

这个手术中最复杂的部分，是卵巢癌及其肿瘤转移部分。在术前诊断已经发现，阿腾花出现了肠管肿瘤转移，这也是在手术中，需要高度重视的问题。

关于卵巢癌肠道转移

肠道转移的发生率高达30%以上；肠道转移极易引起肠梗阻，是晚期卵巢癌多发癌的特征，也是死亡的主要原因。

以往，对肠道转移往往采取姑息的态度，已然不可取。据统计，不切除肠道转移病灶，1年内死亡率高达40%~50%，而切除后可明显提高生存率，死亡率降到10%。

此外，多数妇科医生对肠道手术不够熟悉，如果没有妥善处理，会导致术后并发症高。

 段医生提示:

卵巢癌的肠道转移主要是大肠（乙状结肠、横结肠和直肠）、小肠及肠系膜，小肠的转移常为多性小结节，比较浅表，这种结节较容易从肠壁上剥离。但若数目过多或呈漫状颗粒，则无法切净，需要化疗解决。如果肿块大、累及深，或严重黏连，这种情况多发于大肠，特别是乙状结肠—直肠，应考虑选择部分肠管切除及吻合术。

外科主任非常有经验，他干脆地说，明白了，你先做你该切除的肿瘤，等一会儿，我过来做肠切除！

我继续小心地分离肿瘤侵蚀乙状结肠处，半小时后，终于分开了。分离部位粗糙、增厚、变硬，好在乙状结肠管和卵巢肿瘤膜没有破裂，长舒一口气，继续。

我准备进行全子宫双附件切除术。因患者双侧卵巢肿瘤，不能同时取出腹腔，只好先选择切除左侧附件，高位结扎左侧卵巢血管。

切除右附件卵巢肿瘤，取出标本，然后再切除左附件肿瘤及全子宫，取出标本后，行盆腹腔淋巴清扫术。

盆腹腔淋巴清扫，通常在盆腹腔肿瘤切除手术中进行，目的是清除腔内的异常或恶性病变以及转移相关淋巴结，旨在预防病变的扩散和复发。

阿腾花的宫颈腺癌、卵巢癌肠转移，都会导致淋巴转移，它是恶性肿瘤扩散的重要途径，几乎有相等的机会向盆腔及腹主动脉旁淋巴结转移。淋巴转移对全身化疗和腹腔化疗无明显反应，手术消除是主要方法。手术方法与一般宫颈癌症根治术之淋巴结切除相同，进行髂总淋巴结、髂外淋巴结、髂内淋巴结、闭孔淋巴结以及腹股沟淋巴结的系统性切除。但因腹主动脉旁淋巴结的阳性率很高，所以手术时最好包括肠系膜下动脉分支以下的一段淋巴结清除。

在淋巴清扫完成，缝扎止血，冲洗盆腹腔，包埋缝合后覆膜的同时，外科主任已经准备好。他之前在另一个手术室做的是胃癌切除术，手术顺利完成。

在娴熟地刷手、换衣、戴无菌手套上台，经过检查后，他告诉我：乙状结肠侵蚀已超过3cm，如果不做切除，可能两个月后就会肠梗阻，病灶扩散。不过还好，患者的侵蚀病灶比较靠上，可以选择部分肠管切除及吻合术。

听到"可以部分切除，可以吻合术"时，我非常欣慰，这样，阿腾花就不用做肠道造瘘术了，就免除了很多的痛苦。

你知道吗？

　　肠道造瘘术，在外科属于较为常见的肠外置的手术方式，在手术过程当中对肠管做部分切除，切除后由于种种原因不能进行吻合，肠子需要在腹壁上引出，这样的过程即为肠造瘘手术。肠道内有肠内容物通过，如果不吻合，肠内容物可以通过造瘘口引到体外。

　　在卵巢癌肠转移手术中，也常常会使用造瘘术，但须在不能使用吻合术的前提下选择，避免对病人造成身体上的不便和生活质量的下降。

　　外科主任的手术技能非常高超，很快切除了侵蚀的肠管，并做好了肠道断端吻合术。并且经我们商议，按照减少复发率的指南要求，外科医生将阑尾一并切除了。

　　缝扎冲洗后，再次检查腹腔脏器，看看还有没有转移灶，再三确认未见异常，便放置引流管，关腹。

　　这次联合手术，总用时四个小时。

　　从术后病理诊断中，阿腾花合并的子宫内膜癌、乙状结肠转移腺癌等，都已经一并清除掉了，在手术阶段切除得非常干净。

　　遇到高度合并症的患者，会诊机制、联合手术机制是我们常常用到的。女性的生殖系统珍贵而又脆弱，由恶变引发的肝、胃、消化道、肠道疾病非常多，原发并发与远处转移的情况也非常多，多学科联合手术也发展到如今更为"一站式"救治的好景象，让手术范围比较大、复发概率比较高的患者，节约更多的时间、金钱和耐受力，以尽快迎接下一场关于康复的战役。

放化疗

在绝大多数时候，放疗、化疗是积极的手段，在全球范围内都被明确写入了癌症治疗指南。有时候勇敢的患者们也会给医生莫大的动力和安慰。

在病人最痛苦的时候，

医生一定要出现在他的面前。

——白求恩

前文"切除"中，我们已经提到了复发的问题，我们接下来用阿腾花的案例来说说，防止恶性肿瘤复发的有效措施——化疗。

化疗、放疗，这两个词汇，离大多数朋友们很远，我期望它能够离朋友们足够远。听到化疗、放疗往往对病人及家属来说是晴天霹雳的局面，但说出化疗、放疗对我们医护人员来说是争分夺秒的守护。

从病情的严重程度和概率上来说，阿腾花的癌症复发率还是比较高的。

阿腾花术后，我跟家属交代病情，让他们看了标本，目前看到的病变已经全部切除了，下一步工作，就是一起努力，争取不要复发。

手术72小时后，阿腾花下床活动，排气进食，引流管、导尿管拔掉，体温恢复正常。

一周后，阿腾花恢复得很好，伤口拆线后愈合良好，大小便正常，活动自如。当她问到自己是不是不用化疗了时，我只能实事求是地告诉她：必须要化疗。

比起化疗本身这个治疗来，化疗要面临的第一障碍就是患者心态。

 段医生提示：

> 大多数患者及其家属对化疗都普遍存在恐惧与排斥心理，甚至有一些妖魔化的言论像"化疗化疗，一化就了""放疗是射线照射导致局部坏死不可逆转，化疗是急性中毒，靶向是慢性中毒"，使得化疗在他们心中成为比疾病更可怕的存在，一方面是由于化疗本身的确有一定副作用，考验着患者的体力和意志力；另一方面，的确存在化疗不能够阻止复发的情况。一些患者的确在接受化疗之后依然死亡，但死亡与化疗不一定存在因果关系。
>
> 针对这种情况，医生再苦口婆心，也没有办法为患者打保票，医生无法保障不会出现转移，也无法保证不会出现复发。

总之，化疗已经成为现在医疗上治疗癌症的必备措施，很少有医生会排除化疗这种治疗方式，并且，化疗对癌症患者的正面作用已经经过多年临床的试验以及实践证实，其能够让肿瘤缩小而增加治愈率，也能改善患者的生存质量，这些都已经被明确写入到了治疗指南中。

因为有足够的心理准备和劝说的话术，阿腾花的依从度反而比想象得高。她说，得把在身体里游荡的残存的癌细胞消灭掉。

两周后，身体恢复良好的阿腾花开始接受第一疗程的化疗。

你知道吗？

化疗是种全身性的治疗，是通过外周静脉通路或者中心静脉通路，输入一定量的化学药物、靶向药物或者免疫治疗药物，随着血液进入到血管，输送到全身所有的脏器。化疗既能杀灭残存的肿瘤细胞，也会对全身的其他脏器带来比较大的副作用，比如出现比较明显的骨髓抑制，也就是白细胞、血小板下降，也会对消化道进行刺激，出现恶心、呕吐的症状，还会对肝脏有一定的损伤，甚至对肾功能造成损伤。

接受化疗后，阿腾花出现恶心、呕吐等不适感，经对症治疗有所好转。

阿腾花顶住了最难受的一周时间，第一疗程结束后，她身上的不适症状消失，出院回家休息。

三周后，开始第二阶段的化疗。

这一阶段，总共需要6~8个疗程。

第一个化疗阶段结束后，阿腾花就回去上班了。以后的每次化疗出院后，精神稍一恢复，她就去工作了。

第六个疗程结束后，阿腾花身体状况良好。

半年后复查，阿腾花身体非常健康，未见任何异常。

三年后，我调动到北京同仁医院工作了，我和阿腾花至今还保持着联系。

阿腾花的故事是个非常正向的案例，阿腾花是个生命力旺盛的坚强女子。她化疗了六次，顶着难以忍受的不适，按时到达，治后上班，我特别敬佩。

段医生提示：

我想说的是，虽然化疗对人体副作用很大，而且化疗次数多、非常痛苦，但如果能在最后一次化疗中去除大部分癌细胞，化疗就是有价值的。

针对化疗，我们主张的，是化疗的及时、足量、规范。

宫颈癌的治疗，遵循着整个肿瘤治疗的三大手段：手术、放疗、化疗。对于放疗好还是化疗好，这个问题没有标准的答案。

化疗与放疗

化疗，对所有类型的恶性肿瘤都有作用，因为化疗就是通过血液系统循环，把抗癌作用的药物分布全身组织器官，对异常增殖的癌细胞大分子结构进行破坏，尤其是脱氧核糖核酸的复制受到明显抑制，从而控制肿瘤细胞的发展。

放疗，属于局部治疗，最早的放疗，是由伦琴发现X线，居里发现镭开始的，这是另一个激荡人心的故事。20世纪50年代出现了钴炮、钴60治疗机、直线加速器，让放疗的发展更进一步，后来进展到现代放疗。

放疗所用的放射线有很强的穿透性，可穿透体表直接到达肿瘤组织。当射线进入人体后，对肿瘤细胞产生直接和间接杀伤作用。直接杀伤作用可损伤细胞内的DNA，使其丧失再生能力；间接杀伤作用则是射线产生对细胞有害的物质，使细胞中毒死亡。由于肿瘤组织比正常组织对射线更敏感，因此肿瘤组织受到的损伤更大。

化疗和放疗，都有"杀敌一千，自损一百"这样的特质。

同时，在我们所发现的肿瘤中，有些肿瘤对化疗敏感，有些则不敏感。对化疗不敏感的癌症，如肝癌、肾癌、胃癌，虽然放疗和靶向化疗可以控制病情，但治愈率很低；对化疗非常敏感的肿瘤，如小细胞肺癌、绒癌、腺癌、淋巴瘤等，这些疾病一旦确诊，最有效的治疗方法不是手术，而是全身治疗，也就是化疗。

段医生提示：

从宫颈癌的分类上说，宫颈鳞癌对放疗和化疗都较为敏感，患者经治疗后绝大多数都有比较好的预后，而宫颈腺癌的敏感性则相较宫颈鳞癌差，仅通过放疗和化疗不能取得很好的治疗效果，通常需要选择以手术为主的方式进行综合治疗。

我属于西医系统的医生，但是我对中医中的一些理念、观念、方法非常认同。在放化疗前，我们会对患者全身的状况，如身体状况、营养状况以及骨髓储备情况等进行综合分析，适宜放化疗的才能进行，同时也要严格控制剂量和次数。

在此之外，虽然不属于我的工作范畴，但我并不排斥患者去寻求联合中医药的治疗。有些宫颈癌患者在放化疗期间，通过补气益血、健脾和胃、滋肝补肾等中药，有助于减去一些副作用，缓解消化道不良反应，促进骨髓功能，提升白细胞和红细胞的数量，增强了免疫功能，提高对放化疗的敏感性和耐受力，有效辅助了治疗的完成度。

闲暇之余我阅读了不少书籍、论文和资料，大多关于中医药治疗在肿瘤化疗不良反应中的应用，像在前几年一次中医妇科大会中，有医生提出"中医药三步调治法"防治患者在妇科恶性肿瘤放化疗中的不良反应，为53位恶性肿瘤患者进行的三个步骤是：术后化疗前给予补气养血扶正，以恢复体力；化疗期间给予健脾和胃降逆止呕；化疗后给予补肾益气，养肝生血，佐以祛邪。论文中表示，结果显示白细胞、血色素、血小板等指标均正常或者好转，说明这种方法具有减毒增效的作用。

本书对这些的关注，显然有些"超纲"了，但这些神奇的纲外知识，那些中医领域的千年典籍，会在你苦恼于不能尽善时，不经意地给你新的启发和古老的力量。

疫苗

　　能够做到病因预防，是所有医生与科学家的梦想。在多年的等待之后，我们终于看到了HPV疫苗的上市，它为女性提供了直接保护和更大范围的群体免疫。

上医，医未病之病。

——孙思邈

开启这本书的写作时，我曾考虑过以时间顺序，将这些年见过的、了解的、治疗的宫颈癌病例及其成因慢慢道来。然而写着写着，变成了记忆要素的带动，现在看来，整体结构还是从筛查，到治疗，到疫苗。也就是宫颈癌三级预防体系中，第二级、第三级、第一级这么个顺序。

现在写到第一级，就是病因预防，注射HPV疫苗，一劳永逸消除宫颈癌，这是所有相关医生与科学家的梦想。

了解疫苗

癌症疫苗是指利用用肿瘤抗原，通过主动免疫方式诱导身体产生特异性抗肿瘤效应，激发身体自身的免疫保护机制，以此来达到治疗、预防肿瘤复发的目的，属于主动免疫治疗范畴。

临床上根据肿瘤疫苗的用途不同，可将其分为预防性疫苗和治疗性疫苗两种，通过名字不难看出，前者是通过注射疫苗减少、消除肿瘤发生率；后者则是用于肿瘤治疗后的辅助治疗。

HPV疫苗属于前者。到如今，已经是 HPV 疫苗上市的第18 个年头。

2006年，美国制药公司默沙东研发出全球第一支HPV疫苗，并通过FDA的批准上市，该疫苗为四价HPV疫苗，商品名"佳达修（Gardasil）"。

2007年，英国制药公司葛兰素史克（GSK）研制成功二价HPV疫苗"希瑞适（Cervarix）"，于2009年10月被批准在美国使用。

2014年12月，默沙东公司的九价HPV疫苗佳达修-9（Gardasil-9）上市。佳达修-9可以预防第一代"佳达修"所覆盖的HPV毒株，以及另外五种已知毒株。

在全球范围内，目前HPV疫苗已在全球150多个国家和地区上市，其中有一部分国家及地区将其纳入医保，实现了免费接种HPV疫苗的目标，覆盖率快速提升。数据显示，早在2018年，美国、澳大利亚、英国等发达国家的适龄人群接种率已达到60%~80%。另外，虽然HPV疫苗在很多中低收入国家的覆盖率依然偏低，但在全球疫苗免疫联盟等国际组织的资助下，部分国家的接种率甚至超过90%。

在中国内地，在不晚于2009年，就已经开展了临床试验。

2016年7月，"希瑞适"成为在中国首个获批的HPV疫苗。这一年，定会成为中国医疗历史上的一个重要里程碑。此前，由于对疫苗风险的怀疑，中国并没有迅速批准疫苗在内地上市，数千名女性只能前往香港和海外接种疫苗。读者要了解的是，关于疫苗的负面说法一直存在，并持续困扰着疫苗的使用，在日本、丹麦和印度都曾遇到疫苗上市与推广的阻力。

2017年，"佳达修"在中国成功获批上市。

2018年，"佳达修-9"在中国成功获批上市。

在国外疫苗研发和获批的全进程中，中国也在研发自己的HPV疫苗。

2019年12月底，中国首个国产二价HPV疫苗"馨可宁（Cecolin）"获批，并于2020年5月在中国大陆正式上市销售。2021年10月，据国家药监局披露，这款疫苗正式通过了世界卫生组织（WHO）的预认证，可供联合国系统采购，标志着中国疫苗产品的监管、研制和生产体系及产品质量获得了国际的广泛认可。

2022年7月，中国第二款国产二价HPV疫苗"沃泽惠"获批。

 你知道吗?

到目前为止，我国内地获批上市的HPV疫苗共有5款：三款二价疫苗，其中一款进口（希瑞适Cervarix）、两款国产（馨可宁Cecolin、沃泽惠）；一款四价疫苗（佳达修Gardasil），以及一款九价疫苗（佳达修-9 Gardasil-9）。

基于国产二价疫苗的加入，并很快成为广大女性的"刚需苗"，使得进口疫苗供不应求的紧张局面被打破。

2023年7月，国家药监局药品评审中心发布《人乳头瘤病毒疫苗临床试验技术指导原则（试用）》指出，若上一代疫苗采用公认的组织病理学终点完成保护效力试验，经评估上一代疫苗的保护效力符合上市要求，且试验疫苗经药学评估确属迭代疫苗，则可缩短获批上市时间。这无疑是个重大利好消息，有望推动国产九价HPV疫苗加速上市。

当下，更高价数的疫苗，成为国产厂家竞相研发和竞争的最大领域。截至目前，就我所知的进入临床3期的国产HPV疫苗厂商中，三价的至少有一家，四价的至少有两家。虽然第一款国产九价HPV疫苗还未获批，但也已经有不少厂家正在超前布局，布局11价HPV疫苗并已经处于临床3期的至少有两家，布局14价并进入临床3期的至少有一家，布局15价的也有的进入了临床阶段。

有调研显示，由于国内经济发展情况和人口众多，我国HPV疫苗仍处于供不应求状态，产能成为现阶段HPV疫苗销售的主要限制因素。假设9岁至15岁女性接种二价HPV疫苗，每人两针，按70%的渗透率计算，需要6800万支；16岁至26岁及26岁至45岁女性分别按40%及20%的渗透率计算，每人三针，预计需求量为2亿支，而目前国内HPV疫苗产能尚不能满足该需求。

与发达国家相比，我们国内的HPV疫苗渗透率目前并不高，一是由于HPV疫苗正在广泛普及与推广当中，另一方面由于地区间推广速度和数量不均衡，我相信就在这一两年里，接种数据和接种率会迅速提高。

你知道吗？

目前已上市HPV疫苗的接种年龄和次数，主要以价数分，而不是以品牌和厂家分。实际上，HPV疫苗接种时间9~45岁皆可，但是机构会考虑病毒的特征、人群的接受度和疫苗的实际供应情况，进行一些推荐注射年龄的建议。

1. 二价HPV疫苗推荐适用于9~45岁女性。共接种3剂，通常于第0、1和6个月分别接种1剂，第2剂可在第1剂之后的1~2月内接种，第3剂可在第1剂后的5~8月内接种；其中9~14岁女性共2剂的免疫程序，可以选择采用在第0、6月分别接种1剂次、两针间隔不小于5个月。

2. 四价HPV疫苗目前推荐用于20~45岁女性接种，一共接种3剂。于第0、2和6个月分别接种1剂，首剂与第2剂的接种间隔至少为1个月，而第2剂与第3剂的接种间隔至少为3个月，所有3剂应在一年内完成。

3. 就在不久以前，九价HPV疫苗推荐用于16~26岁女性接种，接种剂次和时间要求与四价HPV一致。而在2022年8月30日，国家药监局网站显示，默沙东九价HPV疫苗适用人群拓展，后来我也看到北京市疾病预防控制中心下发的通知：经专题调研和专家论证，决定从2023年5月26日开始，将九价HPV适用人群，从16~26岁女性，扩展为9~45岁女性。

从这个文件开始，陆续有城市收到疫苗接种扩龄的通知。

往往会有刚刚过45岁的女性朋友问我，现在接种HPV疫苗还来得及吗？还有必要吗？我一般首先会关注其有没有进行筛查，有没有按时筛查，把情况搞清楚了，一起再做决定。

就像疫苗接种标准，它的一个重要参考是最广泛人群的"获益性"，像之前我国港澳地区和欧盟都采用的9~45岁标准，而在内地进行16~26岁的接种在当时情况下获益高于其他年龄人群。在经过长期的临床研究和特殊的地区研究后发现，9~45

岁年龄段的女性接种九价获益较大。因而，扩龄与否，并不是个一刀切的死规定，是个有效获益的安排，朋友们可以根据自身情况，寻求最好的医学建议。

正在发展进程中的东西，有些是既定的，有些是灵活的，推陈出新适用于应用领域。像前一段我刚看完的一篇文章《HPV疫苗单剂次接种现有证据》，文章表示，最初HPV疫苗上市时推荐6个月完成三剂次接种方案，后续改为15岁以下人群推荐两剂次方案。世界卫生组织（WHO）免疫战略咨询专家组（SAGE）对证据进行审查后，于2014年推荐了减少剂次接种方案。现有证据表明，单剂次方案对HPV感染的保护与多剂次方案相当。因此，SAGE于2022年6月发布了针对9~20岁的女孩和年轻女性接种一剂或两剂HPV疫苗的更新建议。2022 年 12 月，世卫组织（WHO）更新了HPV疫苗接种的立场文件，与SAGE的推荐一致。

也就是说，在特定人群中，尤其是低年龄女孩中，有可能实施单次接种HPV疫苗，同时实施效果也会出现较好的局面。这无疑又是一个令人期待的消息，如此一来，在特定年龄段的减次方案，可以减少因等待时间而错过的接种机会，可以简化大规模接种的协调工作，使人群在意愿上、安排上、经济上更容易接受。

据《中国公共卫生》2021年发表的一份调查显示，在广州市，四分之三的受访女性愿意接种HPV疫苗，但超过七成的人无法接受在HPV疫苗上花费超过千元。但同时的现状是，人们更偏好更低价格的疫苗，但是人们同时偏好更高价数的疫苗。

在我国HPV疫苗供不应求，且进口疫苗价格较高的大环境下，未来扩大HPV产能并开发较低成本、更广泛价数的疫苗是行业发展趋势。如果从国家和医学的角度来看疫苗在内地的发展速度，的的确确是"未来可期"。但是从一名医生和一个长辈的眼光来看待HPV推广的进展，我又想对朋友们说疫苗"等不得"。

2006 年 8 月 28 日，一对昆士兰姐妹在澳大利亚昆士兰州的亚历山大医院接种了全世界第一支宫颈癌疫苗。

那么朋友，你是在哪年哪月哪日，又是在什么情况下决定接种的呢？

选择

　　疫苗应该怎么选？一方面，有疫苗本身适配病毒亚型的问题，另一方面有个经济账、社会账、时间账。每位女性可以作出适合的选择，但医生的建议是：早接种好于等高价。

如果你不是现在做的话，你永远不会做。

——［美］约翰·麦克斯韦尔

 你知道吗？

疫苗的"价"，指的就是疫苗覆盖的 HPV 的病毒类型数。现在我国已经上市的二价 HPV 疫苗分为进口和国产疫苗两种，针对 HPV16、18 型；四价疫苗针对 HPV6、11、16、18 型；九价疫苗针对 HPV6、11、16、18、31、33、45、52、58 型的 HPV 病毒。

从文字上，这里的"价"约等于"类"，但是，价的内涵往往被直观地认成是"价格""价值"，因而对人们的接种决策产生着潜移默化的影响。

《21世纪经济报道》、21世纪新健康研究院发布的一项《HPV疫苗消费行为调研》结果显示，在中国，适龄女性对于HPV疫苗的接种意愿高；但受限于疫苗应用价值的认知偏差，以及部分适龄女性在疫苗选择时会执着"价数"形成"疫苗犹豫"等待等状况，影响了实际接种率。

2022年7月，《新京报》刊发专题报道《HPV疫苗一苗难求难在哪》，披露了高价次HPV疫苗自2017年在国内上市以来，至今仍旧"一苗难求"的尴尬现状。报道提及，近年来，高价次疫苗在二三线城市社区医院长期断供，大城市社区医院可能也要排队一年半以上才能接种，代约代抢疫苗广告铺天盖地。在供需天平失衡的情况下，不少女性为接种疫苗投入大量时间、精力和金钱成本，甚至落入"内部关系""特价疫苗"等陷阱。

2023年上半年，国内HPV疫苗合计批签发数量达322批次，同比增长79.20%。其中，九价HPV疫苗的同比增长率也接近100%，并且九价巨头默沙东在中国市场连续几年"饥饿营销"后，终于面对国产强势竞品的压力，决定加大对中国市场供应。

看上去，九价HPV疫苗一针难求的时代将要一去不复返，但大家对年龄扩容、价格问题、认知程度的理解各不相同，我再次梳理并提出建议，期望朋友们有所启发。

2020年，我国宫颈癌新发病例约为10.97万例，死亡人数约为5.9万例。

2022年，我国宫颈癌新发病例约为11.93万例，死亡人数约为3.72万例。

一方面说明，宫颈癌还是我国女性病例中排名靠前的恶性肿瘤；另一方面说明由于体检和筛查的主动与及时，新发病例数字仍然高举，但由于治疗及时，死亡人数呈大幅度下降趋势。

如果更为广泛地进行筛查、治疗并及时接种疫苗，那么在可以预见的将来的数据中，我们将看到新发病例减少、死亡人数减少的更为可喜的趋势。

我们常常会强调一句话，那就是"预防大于治疗"。对于HPV来说，更是如此。朋友们一定要清楚，你追求的并不是多么高的"价"，你追求的是最优、最快效果的"防"。

在2021年2月发布的《人乳头瘤病毒疫苗临床应用中国专家共识》中，包括北京大学人民医院妇产科主任魏丽惠等在内的多位专家呼吁尽早接种HPV疫苗，"低龄人群接种效果优于高龄人群，性行为前接种免疫效果最佳"。

魏丽惠主任的呼吁还回答了很多女性为自己或者帮自己的孩子关注的问题：没有性生活就不用打疫苗吗？答案当然是要打。因为高危HPV的感染，性接触只是主要的感染途径，最佳接种时间是首次发生性行为之前。

 段医生提示:

如果不需要考虑到费用或者年龄的问题，那么疫苗当然覆盖面越广泛越好，相比于四价和二价疫苗，九价疫苗覆盖的HPV亚型更多，因此能预防更多的宫颈癌和生殖道疣。

但是，如果考虑到单纯针对预防宫颈癌，那么二价和四价疫苗是不错的选择。

我再次说明：任何一种疫苗对宫颈癌的预防都是有效的，在出于各种原因纠结于是否等待九价疫苗的时候，可以接种二价或四价疫苗，不要为了等待而错过最佳接种时间。

对于一般大众来说，二价HPV疫苗堪称性价比之王。目前在世界上的一些国家和地区，他们的基础免疫规划采用的是二价HPV疫苗，比如马来西亚、英格兰、苏格兰等。国外研究表明，全球约 70% 的宫颈癌和将近 90% 的肛门癌由 HPV16型和18型导致，此外还会导致阴道癌、外阴癌和口咽癌，目前上市的HPV疫苗都能预防这两种亚型，接种四价或九价 HPV 疫苗还能预防肛门生殖器疣。但是你知道吗？

在我国，临床研究表明，我们国家16型、18型这两种HPV的感染率更高，二价疫苗可以预防84.5%的宫颈癌，比全球平均预防率要高出不少。

相比九价HPV疫苗，从预防覆盖率和价格上以及性价比和时间成本上看，二价可以说是HPV疫苗界的"天花板"。

并且，国外研究表明，HPV二价疫苗对HPV病毒中的 31、33、45 型，能起到"交叉保护"作用。

2008年，苏格兰开展了地区HPV疫苗接种计划，主要通过二价疫苗对宫颈癌进行预防。与疫苗接种计划同期开展的，还有一项居民随访计划，以评估HPV疫苗在人群中的长期影响。

在2009年至2013年期间，针对第一次筛查发现宫颈癌前病变的女性TCT数据，进行随访和HPV分型持续监测。

结果发现，在接种二价疫苗后，除了HPV16、18病毒亚型的感染率下降，HPV31、33、45病毒亚型的感染率也同步显著下降。用抗体浓度的数据来说，接种二价疫苗后，16和18亚型在人体产生的抗体浓度最高为95.5%，最低是93.7%。而对31、33、45亚型来说，人体产生的抗体浓度也在70%以上。

我们可以这么理解，二价疫苗能够导致高危型别的HPV产生这么多抗体，有理由相信对其他型别包括低危型的同样产生抗体。我们也可以这么理解：二价疫苗在狙击16、18分型的过程中，把一些病毒性征相似的其他型别的HPV病毒就地正法了。

在最新的2022年WHO立场文件（WHO就预防具有全球公共卫生影响的疾病的疫苗及联合疫苗问题，发布一系列定期更新的立场文件）中，也专门对交叉保护做了说明：所有获得使用许可的HPV疫苗都对HPV16和HPV18提供高度保护；九价疫苗提供针对HPV31、33、45、52和58等高危型HPV的直接保护；一些二价和四价HPV疫苗针对疫苗中未包含的HPV型别提供部分交叉保护。

在ＷＨＯ的文件中，还提及了进口二价ＨＰＶ疫苗在对HPV31、33、45有较大交叉保护之外，对HPV35、58型存在较小程度的交叉保护；进口四价疫苗对HPV31型有着额外的交叉保护；在国产二价HPV接种者观察到对31、33、45的交叉保护，但毕竟上市时间不够长，形成统计学成果有待继续观测。

这些真实世界的案例追踪、研究和统计数字，虽然都在不断进展中，但相信朋友们能够形成自己的判断，以化解心中对疫苗价数的过度执着和疑惑。

前几天我为一位患者小笑做了子宫内膜息肉摘除手术，术后聊天得知，其已经接种了多次HPV疫苗。小笑的这个多次，不是说二价、四价、九价里的三次接种，而是最早打了二价疫苗，后来跑去香港打了九价疫苗，再后来听说当时介绍自己去打疫苗的中间商有点问题，担心打了假疫苗，加上自己40岁出头，又赶上九价疫苗扩龄，就又在北京预约了下个月的九价疫苗。

我听了就头大，赶紧告诉小笑，把九价疫苗的预约先取消掉。

并继续追问：你的二价疫苗是在内地打的吗？你再次打九价疫苗的时候间隔了多久？你中间有没有做TCT-HPV筛查？

我告诉小笑，我们不建议HPV疫苗的多次接种和混合接种。

 段医生提示：

一般情况下，HPV疫苗的保护期限在8~10年，但是可能会出现变化，部分女性接种HPV疫苗以后，可能保护时间只有6年。因而，女性在接种HPV疫苗之后，可以在隔几年之后去医院进行抗体检测，如果体内仍然存在HPV抗体，就可以不必再次接种。如果体内HPV抗体已经消失，看年龄情况，一般可以考虑再次补接种。

但是，也有很多朋友，尤其是城市里工作繁忙的女性，或者乡村地区路途遥远、不便特地前来接种的女性，会遇到忘记或者是干脆不去打第二针、第三针的情况。那么，遇到特殊原因不能及时前来而延后补种的情况，可以适当推迟接种，由于三针需要在一年内完成，因此第二针最迟在第一针接种后的8个月内打完，第三针最迟在第二针接种后的四个月内打完。但要是推迟疫苗注射的时间过长，最好是在医生的指导下重新接种疫苗，这时，就得从第一针开始了。

并且，假如打了二价，只打了一针或两针，后面想换四价、九价，我们也是不建议的。一是因为目前尚未有序贯接种的有效性和安全性数据；二是不同的疫苗生产工艺不同，序贯接种无法保证其免疫原性和效力。建议接种同一种疫苗直至接种过程完全结束。

把我能想到的问题都解说完后，我又特地问了下小笑，之前二价的接种是否三针全部完成了？

小笑抓耳挠腮地说想不起来了。

我也无奈地笑了。我让她不要着急，并给她开了TCT-HPV的单子，先看看她的检查情况，再为她制定下一步方案吧！

在日常接诊的患者中，遇到关于HPV的其他问题还有很多。我简单写一写大家最为关注的那些。

你有这些问题吗?

1.接种疫苗前，是否需要做TCT-HPV检查？

答：建议而非强制性。接种前最好先做TCT-HPV检查，如果已经感染HPV病毒，建议做进一步检查。

2.接种了HPV疫苗还需要接受宫颈癌筛查吗？

答：需要。疫苗和宫颈癌筛查是不同防控级别，不能互相代替，建议已婚女性定期做宫颈癌筛查。

3.怀孕了可以接种HPV疫苗吗？

答：如果在接种前是怀孕状态，那么避免接种。如果是在第一针或第二针后发现怀孕了，那么中断接种，延迟接种至产后并断奶后。如果是在接种完三针之后有怀孕计划，那么建议在6个月之后怀孕。如果是在哺乳期，避免接种，这个时候可以不用着急。如果是在月经期，没有关系，可以正常接种任何一种HPV疫苗。

4.感染过HPV或者有过宫颈癌病变的，治愈后还需接种吗？

答：接种。接种疫苗可以减少疾病的复发率，疫苗也可以预防其他未感染过的HPV亚型。并且，如果感染过HPV并自愈，也不算接种疫苗的例外情况，因为自然感染产生的抗体不足以对抗再次感染，自然感染是细胞免疫，疫苗注射是体液免疫，后者产生的抗体浓度更高。

男子们

男子因HPV感染患癌的概率很小，但毋庸置疑男子们是一个巨大的传播人群。我们呼吁将男性纳入HPV病毒传播研究乃至男女共同接种研究的范畴。

为男性接种 HPV 疫苗，

首先可以保护他们的伴侣；

其次也可以保护男性自身，

因为 HPV 病毒也会导致其他癌症，

但比起女性宫颈癌，他们患病的概率要小得多。

——［德］豪森教授

2023年3月，云南省普洱市一男子在社交媒体发布视频，称自己刚刚免费接种了HPV疫苗。长久以来，HPV病毒及感染导致的宫颈癌等病症，使得HPV疫苗被认为是女性的专利。这则消息迅速引起了大家的关注。

据悉，云南省多地正在开展九价人乳头瘤病毒疫苗男性适应症Ⅲ期临床研究工作，受试者通过问卷调查、体格检查等筛选后可免费接种九价HPV疫苗。这项工作的流程大致是，合格受试者接种3针疫苗后，在第7个月需回来体检一次，之后每半年再来做一次体检，总共持续6年的观察周期。

男性需要受到HPV疫苗的保护么？

研究发现，男性的HPV感染率为23.85％，男性感染HPV后主要表现为无症状携带者，是HPV病毒的隐匿载体，原因可能与包皮内含大量的包皮垢及分泌物且局部环境有利于HPV生长繁殖有关。

高危HPV病毒在男性身上转化成癌症的发病率并不高。据国外研究，在美国，口咽癌是男性中与HPV相关的最常见癌症，有70％的口咽癌由HPV病毒感染引起，咽后壁和扁桃体大多一并遭受感染。在加拿大，有一项持续近20年的研究发现，HPV病毒引发的口腔和咽喉癌在本国男性中持续上升，加拿大男性患这两种癌症的概率，是女性的4倍多。

阴茎癌是专属男同胞的癌症，虽然其发病率仅为宫颈癌的5％，但发病率数据也在逐渐攀升。

88％的肛门癌与高危型HPV持续性感染有关。美国癌症学会有专门研究，在男子中，性生活活跃的同性性行为者和艾滋病毒感染者，其出现肛门癌的概率要比正常男性高17倍。

也有研究表明，HPV病毒还可能会感染精液，降低精液质量，影响精子正常形态，甚至导致不育。

 你知道吗？

男性们最常见的能够感受到症状的HPV感染，就是尖锐湿疣，以及普通疣、足底疣、扁平疣等。

如果男性朋友患上尖锐湿疣，一般可见包皮和龟头上长出一些小肉芽、小肉赘类的赘生物，这是最常见的症状损害。还有可能发生在尿道内和肛门部位。患者在日常生活中，可能会发现自己的尿道感觉到不适，经常会出现溢尿、肉眼血尿，有分泌物自尿道排出，尿道堵塞感，排尿不畅或有排尿困难。

如果尖锐湿疣损害发生在口腔或咽喉部，将会导致患者饮食非常困难、吞咽困难、说话的声音嘶哑，严重者可因尖锐湿疣损害、堵塞气管导致窒息而死亡，尤其在婴幼儿尖锐湿疣患者中容易发生。

大多数患者患上尖锐湿疣，在早期是没有任何症状表现的，在尖锐湿疣发生发展过程中绝大多数患者无任何不适感，如不出现瘙痒、疼痛等自觉症状。只有极少数患者局部可有轻度瘙痒、刺痛。

根据国外研究，丹麦男性普通人群的HPV感染率为41.8%，高危型别感染率为30.0%；美国的情况与之类似，普通男性人群中HPV感染率为45.2%，高危型别感染率达30.5%。在国内，据综述性报道，我国男性总的HPV感染率为8.0%~16.9%，其中高危亚型HPV的感染率为5.5%~9.4%。

乔友林教授曾说，"在全球范围内，男性生殖器HPV的感染率高于女性，未施行包皮环切术、HIV阳性和发生同性性行为的男性更易感染。"

专家估计，在中国，男性HPV感染率同样高于女性。并且，男性感染HPV病毒并不会随着年龄增长而降低。

> **为什么HPV病毒更能够大规模攻陷女性的宫颈，**
> **而不是男性的器官？**
> 近年有很多的医学研究及论文表明，雌激素及其受体与HPV癌基因联合可促进宫颈癌发展，高产次及避孕药的使用增加宫颈癌发病风险支持雌激素和HPV感染协同促进宫颈癌。雌激素可作用于HPV反应元件，使

HPV的基因表达改变，进而加速HPV感染进程，同时也可通过在肿瘤微环境中发挥免疫调节作用促进HPV阳性宫颈癌发生发展。

虽然还没有最终定论，但越来越多的研究表明，雌性激素可能会刺激产生病毒的细胞及癌细胞的"永生"。

这无疑是一个关于男女HPV感染患癌的不平等消息。但好在这一发现有望用于实践，并有望成为宫颈癌潜在治疗靶点。

在受保护的地位上，男性与女性是平等的，这是我的观点。前文中我们提到过的诺贝尔奖得主豪森教授多年前曾表示，男性的确不会患宫颈癌，但他们是HPV病毒的主要传播者。由于症状不明显，男性感染HPV的危险性常被低估。

实际上，越来越多的医务从业者呼吁，男性或许更需要HPV疫苗的保护，它背后另一个重要原因就是：男性与女性的性不平等地位及其传播。

在世界各地，15岁到45岁的年轻男性比同年龄段的女性拥有更多的性伴侣。他们比较容易传播感染，本身不会发展成子宫颈癌。在性行为中使用安全套，或者男性进行包皮切除术，都能够有效减少HPV的传播，研究表明，行包皮环切男性的HPV感染率从19.6%降至了5.5%，其配偶宫颈癌的发生率也有效降低。不使用安全套就相当于失去物理屏障作用导致生殖器官直接接触，增加HPV感染风险。

在人类社会中，男性主要作为无症状病毒传播者而存在。

由于如上"带菌不带病"的局面，我们几乎看不到男性定期或不定期做相应检查，医院也没有相应的安排，产生不适的男性，也多是自行去皮肤科或者泌尿科就诊，极少单独关注HPV病毒这一项。

北京大学公共卫生学院卫生检验学系研究员崔富强教授曾表示，"HPV感染是通过性行为传播，这意味着只给女性接种疫苗，可能也不能完全阻断传播，从这个意义来讲，控制男性的感染对女性的感染也有帮助。当男性出现一些相关的危险性行为时，或者有可疑症状、表现时，应该定期检测。"

段医生提示：

只给女性接种疫苗，可能也不能完全阻断传播。但至少，在女性疫苗接种率较高的情况下，年龄相仿的男性也会获得群体免疫，生殖器疣的发病率也会减少。

而在社会审视和行为研究层面上，我们不得不关注男性这一隐性携带群体，他们不在我的诊疗范围内，但一人感染，无一幸免。男性作为HPV感染的高发群体，同样要做好预防工作。

2022年，广州市卫健委也曾发文表示，男性接种HPV疫苗有一定积极意义。如果自己有意愿并且有条件，可以直接接种四价或者九价疫苗。

有数据显示，HPV感染的女性或HPV感染合并宫颈癌的女性，其配偶外生殖器HPV检出率达到83.5%。那么，这一类女性的配偶，属于HPV感染的高危人群，或HPV高度携带者，可以考虑作为疫苗的接种人群。

除了保护女性，男同性性行为者和艾滋病毒感染者，可以考虑作为疫苗的接种人群。与HIV阴性者相比，HIV携带者在不同解剖部位的HPV感染率更高，持久性更强，HPV感染相关疾病进展更快。HIV感染者接种HPV疫苗也会对相应亚型的HPV有预防保护作用。

你知道吗？

男性可以接种的HPV疫苗，只有四价和九价，因为二价疫苗主要是预防宫颈癌，而四价和九价除了可以预防宫颈癌，还可以预防尖锐湿疣、肛门癌、口咽癌和其他一些不典型病变，所以男性和女性在疫苗选择上会有所不同。如果男性接种疫苗是出于对女性的保护，且不在乎价格，接种九价疫苗会更有意义，除了保护自己，还可以更好地保护性伴侣。但当下，WHO尚未推荐男性接种。

在英国、加拿大，HPV疫苗具有男性注射的适应症，主要针对于部分男性的高危人群。

在国内，由于目前的适应症政策限制，临床医生常规不推荐男性注射HPV疫苗。出于社会效益、临床试验、调查结果等因素的考虑，目前国家未对男性接种HPV疫苗作出明确规定。

也许未来，在疫苗数量充足、价数充足的情况下，男女性共同接种会成为趋势，使得宫颈癌三级预防中的第一级，获得更长、更广泛的延伸。这是个公共卫生领域的命题，也是我们医务从业者的呼吁。

英雄

　　每个领域都有属于自己的英雄，而他们中有很大一部分不为人所知。以世界上第一个体外合成HPV病毒的科学家周健为例，叙述一片华章所应有的底色。

科学是没有国界的，因为它是属于全人类的财富，

是照亮世界的火把，但是学者是属于祖国的。

——［法］巴斯德

在HPV的发现史上，获得诺贝尔奖的豪森教授无疑是历史上浓浓的一笔。20世纪90年代前后，在豪森教授这些重大研究成果的推动下，HPV疫苗研究领域刹那间出现许多耀眼的新星，在这一医学科学前沿闪耀着智慧的光辉。其中有一位英雄，到如今他的名字已沉寂许久，又在人们锲而不舍的追索中慢慢浮现，他叫周健。

在前文"疫苗"中我们知道，2006年，美国制药公司默沙东的疫苗"佳达修"获得了FDA的批准上市。

一项疫苗从研发到使用大致可以分为五个阶段：研发阶段、注册阶段、生产阶段、流通阶段、使用阶段。而该疫苗的前身，在研发阶段的最初阶段，是由澳大利亚昆士兰大学的伊恩·弗雷泽（Ian Frazer）和华人科学家周健（Jian Zhou）在20世纪90年代和21世纪初开发的。随后，昆士兰大学的研究人员与乔治敦大学医学中心、罗切斯特大学和美国国家癌症研究所的团队

合作，创造了疫苗的最终形式。

周健，1957年生人。在他30岁的1987年，《人民日报》就曾报道了周健及其团队在食道癌组织中首次测出人类乳头状瘤病毒，证实是引起食道癌的主要原因，他的这一研究成果获得国家科技进步二等奖。那一年，我还在基层苦苦追索宫颈癌的成因。

1988年周健赴英国剑桥大学的帝国癌症研究基金会的肿瘤和病毒实验室从事病毒和癌症研究。1990年前往澳大利亚昆士兰大学，研究人工合成HPV疫苗。1999年周健突发疾病去世，年仅42岁。

在周健去世多年以后我才知道这个名字，他的成就、他的研究精神、他的经历以及他的英年早逝，都深深震撼着我。我期望能够写到周健，也期望有心的读者在想到默沙东、HPV疫苗、先行者的时候，能够想起周健这个名字。毕竟，人活数十年，人们共同的记忆则可以存活数百上千年。

周健与弗雷泽，是澳大利亚昆士兰大学的一对黄金搭档，两人在读书期间便一见如故，常常交换彼此的研究心得并一起验证新的想法。在研究中，他们一个主攻病毒学、一个主攻免疫学，两人成了HPV研究界里的两颗新星。

当时，要研究HPV疫苗，首先要攻克的一个难题是——如何获得HPV病毒。

锁定病毒，筛选疫苗毒株，是所有疫苗研究的第一阶段。先要搞清楚病毒家谱，再分离病毒株。分离时首先要从病毒感染样本中分离出病毒株，然后再从分离出的病毒株中筛选出适合生产疫苗的毒株。科学家在挑选它的时候，必须保证它具有良好的抗原性、能很好地代表流行的病毒的抗原特征，且具有较强的生长能力，便于日后生产疫苗时增殖培养病毒。

但是，分离HPV病毒，却成了20世纪90年代困扰世界范围内数千名科学家共同的难题——因为HPV病毒只能在活细胞内繁殖生存，一旦被抽取就会死亡，而其在活细胞中繁殖时又要与宿主的细胞基因融合。无法获得病毒就意味着无法获得基因组，无法获得基因组也就无法研究疫苗。

传统的设计思路中，灭活疫苗、减毒活疫苗这些方法行不通，在半年的时间里，周健等人经历了一次又一次的失败。

不过，山重水复是山水之大的托辞，柳暗花明是不懈跋涉的必然，周健转换思路，采用新型疫苗技术进行尝试。当下，基因工程疫苗、核酸疫苗等新型疫苗技术已然兴盛，但在当时无疑是一项巨大的创新课题。

周健认为，200多种HPV型别，实则都具有相似的颗粒状结构，其内核便是导致疾病的病毒DNA，其外表则有着一层具有20个面的蛋白外壳。

那么，从蛋白入手，合成制造出外表类似HPV病毒的外壳，但内核又不含病毒DNA的"伪装病毒"，试试能不能成功激起人体的免疫反应。

周健把已经有表达和纯化了的L1、L2（HPV晚期蛋白、病毒壳膜的主要构成）两种蛋白，放在组织液里，一段时间后，它们竟然能够自行组装成病毒样颗粒，并且能激发身体产生免疫反应，形成抗体，但不会造成感染。

正如经历过新冠病毒的朋友们如今所能理解的，很多病毒能够成功伪装，欺骗我们的免疫系统进而在身体中潜伏下来并大规模复制，周健用了相反的方法，用一个没有毒性的病毒外壳成功伪装成病毒，成功诱使我们的免疫系统进入正面战场，形成抗体。这是宫颈癌疫苗的关键性突破。

这项巨大成果取得的时候，周健只有33岁。

世界上第一个完整的、体外合成的HPV病毒颗粒，就这样诞生在了澳大利亚昆士兰大学。

这一年，是1990年。

1990年，我38岁，彼时我在鄂尔多斯人民医院妇产科工作，那时的鄂尔多斯还叫"伊克昭盟"，彼时我往返于内蒙古和北京的中国医科院肿瘤医院，拼命地学习和吸收妇科领域高难度的手术、癌症相关的治疗化疗放疗、最前沿的肿瘤治疗方案，包括宫颈癌的筛查和治疗。那个时候，我们筛查宫颈癌还是用的巴氏涂片，还没更新到薄层液基细胞学，对于HPV病毒与宫颈癌的关系也是闻所未闻。

就在我无从察觉的时候，世界就是那么悄悄运转着，在某些领域发生着惊天动地的变化，然后像那迁徙的鸺鹠一样带着异乡的信息缓缓飞来。

1999年，正值个人学术生涯黄金年龄的周健，突发感染性休克过世，年轻的生命定格在42岁。

周健去世后，弗雷泽选择了和默沙东一起合作开发HPV疫苗。他们首先选择了HPV16作为研发目标，采用周健的技术成果，成功地在酵母细胞中重组和表达了衣壳蛋白L1，并使其聚集成病毒样颗粒。

后来，默沙东选择了HPV6、11、16、18这四个亚型同时作为抗原，在酵母细胞中将它们的衣壳蛋白L1重组表达出来，纯化后自动组装成各自的病毒样颗粒，促使形成对不同性别的免疫。

很快，默沙东成功研制出了世界上首个四价HPV疫苗。

2006年，第一支HPV疫苗上市。

2015年，周健和弗雷泽因为对HPV疫苗的重大贡献，获得"欧洲最受欢迎发明奖"。只不过周健已无缘看到。

 你知道吗？

> 如今，我们可以看到市面上的疫苗，号称采用不同的技术路线：
> 默沙东的佳达修，采用的真核系统的L1重组酵母技术路线。
> 葛兰素史克的希瑞适，采用的真核系统的昆虫细胞计数路线。
> 万泰生物的馨可宁，采用的原核系统的大肠杆菌技术路线。
> 沃森生物的沃泽惠，采用的真核系统的毕赤酵母技术路线。
> 每条技术路线上，都发生过和正发生着无数精彩又感人的故事。

所以，把所有的问题反过来问，正如苏格拉底一般，你就能得到更多的答案：

HPV疫苗都有哪些品牌？

那些品牌背后是哪些公司？

那些公司背后是哪些研发团队？

那些研发团队用的什么技术路线?

那些技术路线是怎么出来的?

那些关键的人都在哪里?

他们如何成长?

……

在每个点位你都会发现那些未来得及被命名的英雄们。

在前文中,我多次列举那些我钦佩的人。在这里我再次列举,尽管一定有遗漏,也一定有我个人的情感甚至偏见,我只能说不管是我想到的还是一时没想到的他们,都是我在宫颈癌防治这条路上最耀眼的英雄们,他们在大大的舞台或不起眼的角落里,完成着我们共同的创举。

 你知道吗?

> 宫颈癌防治之路上最耀眼的英雄们,
> 他们是豪森,是周健,是林巧稚、杨大望、郎景和、乔友林、魏丽惠、何涛、王凯、杨美荣、张银银、常埃厚……

他们也是她们,是我们致力于服务的,也在服务着我们的,近7亿广大女性群体。

在下文中,我会提到疫苗在公共卫生领域的应用,以及扩展到国家卫生事业、预防传染病与重大疾病事业历史中的点点滴滴。

在疫苗领域，我想再提一位英雄，他如今也并不为广大群众所知。

从1988年起，中国邮政陆续发行了一组组非常特殊的邮票。这些邮票上印的，不是秀丽山河，不是重大事件，也不是生肖属相，而是贡献卓著的现代科学家们，他们中有大家耳熟能详的李四光、竺可桢、吴有训、华罗庚，也有三位医学领域的科学大家：被尊称为"万婴之母""生命天使"的医学科学家林巧稚，消化病学的奠基人、医学家张孝骞，以及沙眼衣原体的发现人之一、微生物学家汤飞凡。

汤飞凡，被誉为"衣原体之父"，他曾与诺贝尔奖擦肩而过。他是世界上第一个分离出沙眼衣原体的人，沙眼病毒故又被称为"汤氏病毒"。他建立起中国第一支防疫队伍，他生产了中国自己的青霉素、狂犬疫苗、白喉疫苗、牛痘疫苗、卡介苗和丙种球蛋白和世界首支斑疹伤寒疫苗。

中国的汤飞凡研制疫苗的速度震惊了世界。那个时候，还是炮火纷飞的20世纪40年代。

新中国成立后的20世纪60年代，中国就已经消除了天花，但1979年12月9日，联合国世界卫生组织才予以确认。1980年5月8日，世界卫生组织第33届大会正式宣布，人类已经彻底消灭天花。实质上，中国比世界提前消灭天花20年，世界卫生组织的确认迟到了19年，但我们值得记住的是，我们受惠于汤飞凡团队研发牛痘疫苗的重大成果，我们实实在在地生活在前辈们造就的岁月静好中。

免费

截取共和国传染病防治史上的一小段,来看看我们国家的疫苗接种工作都是怎么开展的,一些疫苗是怎么从收费到免费的,以及中国疫苗在世界上的地位。

骐骥一跃，不能十步；

驽马十驾，功在不舍。

——荀子

我这个年纪的人，多数不是在左臂、就是在右臂，有一两个最大如一分钱大小，最小也如一颗西瓜籽大小的疤痕。也有一些人的胳膊上，是如井字形的长条疤痕。这些都是疫苗留下的"印章"。

那个时候能留下疤痕的，一是牛痘疫苗，二是卡介苗。牛痘疫苗，又称天花疫苗，用于预防天花病毒。

新中国成立前，每年死于天花的人数以万计，即便治愈，也会留下一张坑坑洼洼的脸。新中国成立的第二年，当时的政务院发文要求全国各地居民普遍种痘一次。卫生部很快发布了《种痘暂行办法》，这也成了我国针对传染病的第一个防治法规。

很快，牛痘疫苗的生产任务交给卫生部的6个生物制品研究所，而当年制备的牛痘苗，完全是从牛身上刮下来的。牛，以多种方式参与着社会主义建设，在那个火热的年代里。

很快，天花在我国境内彻底绝迹。随着天花被人类根除，我国在1981年便取消了在全国范围内接种牛痘疫苗。

卡介苗由减毒、活的牛结核杆菌制备而成，接种后可预防儿童的传染性结核病，尤其对严重类型的结核病，如结核性脑膜炎等均有着较好的预防作用。它的主要接种对象是新生儿及婴幼儿，并要求新生儿在出生24小时内尽快注射，被称为"人生第一针"。所以大多数朋友都是怎么也想不起来，自己是什么时候打的这个疫苗、有没有去排队、有没有哭、有没有逃跑，因为自己那时候太小了。

至于一些"井"字形的疤痕，不要担心自己曾出过什么别的状况。那是因为早期皮内注射技术不太成熟，尤其是婴儿皮肤极其薄嫩，很难进行标准的皮下注射，而口服的成本较高且需要多次接种，因而在特定年代较为流行划"井"字法接种卡介苗。不过到了20世纪80年代后，基本都采用了皮内注射法。

接种疫苗，是预防和控制传染性疾病最经济、最有效的公共卫生干预措施。

中华人民共和国成立才七十多年，我也七十多岁，按年纪来说我们跨越的时间很长，但是这个长并不漫长，而是"快长"，就是一会儿一个台阶、一天一个进展、分秒都有新消息的"快长"，就看这疫苗，中国疫苗从零起步，经过几十年的探索，一跃成为世界上最大的疫苗生产国，成功跻身世界"第一方阵"，中国药品监管机构的疫苗监管能力也获得了世界卫生组织的认可，走出国门，走向世界。

单拎出这一节，我的动机是想把疫苗在公共卫生层面的意义和与行政意图相关的信息梳理一下，并且，想与朋友们分享我也快要不太记得的激荡过往。我想起我和我的小外孙，在比画电话的时候，我的手举成一个"六"字，而他举起整个手掌放在耳边。这就是特定年代的"物质决定意识"。

如今的孩子们，从出生时起就有一个属于自己的预防接种手册，并且随着年龄的增长，按计划接种各项疫苗，预防各种传染病的发生，这就是始于中国20世纪80年代的"计划免疫"。

一直到21世纪初年，国家进一步加强人民群众免疫预防工作，计划免疫改称为"免疫规划"。这个时期，儿童常规免疫接种的疫苗品种也越来越多，接种率也达到95%以上。

实施免疫规划，也是一项大的经济账、战略账。美国约翰·霍普金斯大学曾经针对94个低收入国家的免疫规划投入产

疫苗分类

纳入国家的"免疫规划"中的疫苗，我们就曾称之为一类疫苗。

一类疫苗，由政府免费向公民提供，公民应该依照政府规定受种的疫苗。目前，这类疫苗以儿童常规免疫疫苗为主，包括乙肝疫苗、卡介苗、脊灰减毒活疫苗、百白破疫苗等等。

在"免疫规划"外的疫苗，我们就曾称之为二类疫苗。

二类疫苗，就是需要公民自费并且知情、自愿受种的其他疫苗。比如水痘疫苗、流感疫苗、b型流感嗜血杆菌结合疫苗、轮状病毒疫苗等等。免疫规划外的疫苗，同样需要按照国家规定的免疫程序，并在医生的指导下进行预防接种。

HPV疫苗就属于二类疫苗。

不过，在2019年《中华人民共和国疫苗管理法》正式施行后，按照其中的规定，官方说法中不再说"一类疫苗""二类疫苗"，而是用规范称呼"免疫规划疫苗"和"非免疫规划疫苗"。大家在打疫苗之前，签《知情同意书》的时候会看到这样的表达，而在日常用语中则不必讲究太多。

出比进行分析，结果表明，在疫苗上每投入1美元，可节省总计16美元因疾病导致的医疗成本、工资损失和生产力损失。

我想说的是，一类疫苗与二类疫苗，并不是一个绝对的划分，也不是绝对不变的，它们是动态的。像我小时候的牛痘疫苗，用现在的分类来说属于一类，但随着我们领先于世界20年消灭了天花，它也就退出了历史舞台。

同样的，由于财政的经济承受能力、由于疾病发病率及传染率高低、由于疫苗的供应等多种原因，随着社会环境的变化和各项条件的成熟，许多二类疫苗也会纳入国家免疫规划。

世界卫生组织驻华代表处专家兰斯博士曾在2016年建议中国政府，把二类疫苗中的五种疫苗，包括流感疫苗、脊髓灰质炎灭活疫苗、肺炎/脑膜炎疫苗、肺炎球菌疫苗和轮状病毒疫苗五种疫苗加入一类疫苗管理，以增加免费接种的范围与规模。

2017年，我也曾看到国务院办公厅发布的文件《关于进一步加强疫苗流通和预防接种管理工作的意见》，提出逐步推动将安全、有效、财政可负担的第二类疫苗纳入国家免疫规划，使群众享受到更加优质的接种服务。

不过，自2008年，国家免疫规划从"4苗防6病"扩大到"14苗防15病"以来，至今已有15年未更新。

在2023年全国两会期间，我看到一位十四届全国人大代表的提案，他的建议当时就击中了我："进一步丰富国家免疫规划疫苗种类，特别是将流感疫苗、HPV疫苗等受众广、效益大、群众呼声强的传染病疫苗纳入规划，逐步推广；在现行免疫规划关注0~6岁儿童的基础上，要适应当前人口老龄化等新趋势，特别关注老年人、妇女、慢性病患者和低收入者，适时适度扩大国家免疫规划的适用人群。"

他更具体的建议就是，对于受众广、效益高的二类疫苗，纳入国家免疫规划或纳入医保统筹，提高群众疫苗可及性。

要真的能实现这一点，那该有多好。

2023年8月的时候，我还听到一则我完全不懂领域的传闻——有"很多二类疫苗要改成一类疫苗"，所以一时间，很多疫苗股的股价齐齐下跌。

有厉害的人分析说，要是二类疫苗转为一类疫苗，由国家统一采购，疫苗的价格将大大下降，利润也就下降了。也有的人说，对于企业来说，虽然价格下降，但也减少了市场教育、营销等成本，未必是坏事。

不过有一点我是清楚的，每纳入一个新的疫苗，都需要国家财政巨大的投入，哪个疫苗适合纳入国家免疫项目，牵扯众多、影响重大，于我们来说，是美好的期望。

有研究疫苗史和共和国传染病史的专家说，中国还没有在这个领域打过败仗。

 你知道吗？

1960年中国消灭了天花。
2000年中国消灭了脊髓灰质炎。
2006年中国消灭了白喉。

我想是的。

那么，我们是不是在几年后，将在人类世界上第一次消除一种癌症——宫颈癌呢？

也许，在世卫组织议程下，在健康中国计划中，在人力物力财力的现状里，大家走着一条条殊途同归的路。

接下来的文字，属于我的家乡，鄂尔多斯。往返于京鄂的几千天里，我投入地赶着路，日夜混淆为一色，看见"蒙K"，它标识了我的来处。

蒙 K

车牌上的字母从A到Z，通常是根据城市实力来排列的，蒙K代表着鄂尔多斯曾经的历史，然而在宫颈癌防治领域，这个城市力量非凡，为女性健康把家底都掏了出来。

不要去追一匹马，用追马的时间种草。

——屠呦呦

"全国首个试点HPV疫苗公费接种的城市，为什么是鄂尔多斯？"来自《新京报》官微。

"鄂尔多斯'坚持生命至上'是真的吗？全国首推HPV疫苗免费接种底气何来"，来自《凤凰WEEKLY》。

"鄂尔多斯将（2021年）为适龄女孩免费打宫颈癌疫苗，系全国首个地级市"，来自《南方都市报》。

"免费HPV疫苗，一座城市给女孩们的礼物"，来自《人物》。

"免费接种疫苗，鄂尔多斯或成中国消除宫颈癌先锋"，来自《人民资讯》。

……

这些新闻、访谈和网文，无一不是预示着大规模免费接种HPV疫苗的将来。我们可以这么想，如果一个事件，是大家高度重视的、如临大敌的、拼命争取而严阵以待的，那么这个事件将被推到进展的高处；等到这个事件沉寂下来，落到悄无声处，落入寻常百姓家，那么大家不再去特地关注它，但是大家都享受到了它的福利，那将是它的最大成功，不需要鲜花和掌声的成功。这就是我们能够预期到的润物细无声的好未来。

到了2023年，我们已经能经常听到、看到一些地区发布的好消息，一个接一个的城市，启动HPV疫苗免费或补贴接种计划。项目地区政府主导的 HPV 疫苗接种惠民政策，显著提高了当地HPV疫苗的接种率。

鄂尔多斯，已在2021年成为中国第一个实施免费接种HPV疫苗的城市。

从蒙K到整个中国，我将心中的期待、崇高的敬意和我的工作生命，献给鄂尔多斯。

从2006年世界上第一款HPV疫苗上市开始，乔友林老师就带领团队开始了疫苗的中国本土临床数据试验。同时，大家四处奔走，希望推进国内的规模接种。他计划在内蒙古、新疆、四川等低卫生资源区落地疫苗接种试点，以摸索经验。

在频繁沟通、反复往来的几十个城市中，鄂尔多斯是第一个响应乔友林的建议、开始做全面两癌筛查的城市。宫颈癌三级预防，就差病因预防这一级了，我们努力在鄂尔多斯良好的二级预防基础上，更进一步。

得益于乔友林在国际上的影响力和不懈努力，2011年，他获得一个国际捐赠的2万余支四价疫苗。当年，首个试点地区定在了鄂尔多斯的准格尔旗，当时，我们制定了一个"母亲做筛查，孩子打疫苗"的方案，计划给2000位母亲做筛查，并给她们的孩子接种HPV疫苗。

遗憾的是，这批受捐的疫苗，由于相关行政程序上的瑕疵，最终没有进入内陆。

我清楚地记得，我们带着激动和兴奋不停地工作，很快选定了筛查和接种的人群，人员定好了，接种者的知情同意书也签完了，万事俱备，但疫苗却没到。

在等了一个月再一个月，一个季度又一个季度之后，得知首批疫苗在海关存放了将近一年也没沟通下来，最终不得不转赠给别处。我们几个偶尔坐到一起面面相觑，也经常七嘴八舌商议还有没有别的办法、其他的可能性，在这个阶段感受到：这是一门必修课，这门课的命题就是带着遗憾继续往前走。

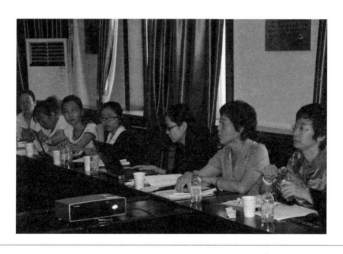

2015 年的一次两癌筛查医务人员内部培训现场

直到五年后的2016年，葛兰素史克（GSK）的二价HPV疫苗"希瑞适"获批在国内上市，陆续地，四价、九价疫苗也相继进入中国市场。这些信息不断地激励我们再次进行推进免费疫苗接种试点的努力。

2016年，鄂尔多斯下定决心，进行城乡全覆盖的适龄女性免费两癌筛查，并且不仅仅覆盖户籍人口，而是居住超过六个月的所有人都可以享受这项服务。

而我们在普及两癌筛查知识的同时，把疫苗知识的普及作为重中之重，但凡有领导干部会参与的讲课、培训，我们就会交流这个事，但凡有女干部能过来的，我们就重点科普，但凡知道家里有女儿的家长，我们就凑近点单独多说说。

星星之火，可以燎原。我们感受颇深。

比如当时的鄂尔多斯卫计委主任（那时机构还未合并）何涛，她本身是一名女性，又熟悉妇女工作，从2010年开始就对我们在准格尔旗的两癌筛查十分了解。还有当时的卫计委副主

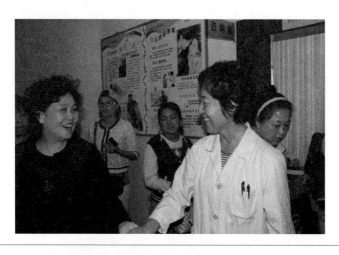

2015年我在准格尔旗做两癌筛查，何涛前来看望我

任王凯，虽然是一位男性，但他是学公共卫生出身的专业背景干部，获得他们的认同，对我们这些医务工作者来说，是一些来自上层支持的重要力量。

慢慢地，大家的接受度就越来越高了。我们听到的问题，渐渐地从"这个打了没什么问题吧"变成了"这个什么时候能打呀"。

2019年是一个开花而几近结果的年份。这一年，眼看着两癌筛查的工作已经开展得顺利而全面，我和乔友林老师这些不懂政府工作也不懂经济工作的医务工作者们，也能感受到时机更为成熟，或许，把筛查工作的钱可以用到疫苗上。很快，开明的官员采纳了我们的意见，当时，王凯已经是鄂尔多斯卫健委主任了，他的专业意见是：疫苗，作为两癌筛查工作的优化，可以打。

就在当年的春天，鄂尔多斯人大和政协通过了公费接种HPV疫苗的议案和提案。

提案通过后，我们等待财政资金的到位。虽然我们不太了解行政程序的规范，但是在这期间，我们能够明显觉察到，地方政府是考虑得更为宏观与严肃：对于这款"新"疫苗，老百姓的接种意愿有多高，如果政府投入大量财力和人力后，老百姓不愿意打怎么办；"新"疫苗的安全性怎么样，万一出现问题，谁能承担这个责任；国内一线城市均未启动，鄂尔多斯为什么要一马当先？

在等待的过程中，我们细化了工作方向：就在鄂尔多斯继续推进，如果不能够一下子将免费疫苗全面展开，就从旗县寻找试点，甚至寻找合并项目来推进，时间不等人。

鄂尔多斯的免费HPV疫苗接种，实际上在2020年就在进行中了。只不过整个项目的推进，从地市形成提案，到在准格尔旗获得落地，再回到地市形成政策，进而展开至全国，这个过程有所周折但没有停滞。

2020年的准格尔旗的实践，就是下一节中我要讲的"999"的故事。

回到蒙K。

此时，鄂尔多斯整个城市已万事俱备，整装待发。

2020年年底，鄂尔多斯市政府批准并出台《关于印发适龄女性"两癌"防治项目实施方案》，从2021年起，为全市13～18周岁适龄女性实施HPV疫苗公费接种。

根据当时的初步摸底，全市13至18周岁适龄女性有近5万人。

2021年4月，鄂尔多斯全市HPV疫苗免费接种项目正式启动，各旗县根据安排陆续开始接种工作，组织该市13～18周岁女性免费接种三针HPV疫苗，民众仅需缴纳接种服务费，即可在定点医疗机构实施接种。

2023年1月，鄂尔多斯市人民政府办公室印发《适龄女性"两癌"防治项目实施方案》。其中提到，2021年宫颈癌疫苗接种对象为该市户籍的13至18周岁女性群体。从2022年起，为该市户籍当年新满13周岁的女性群体接种。

13～18周岁，大家可以理解为6个年龄段。像2021年13岁的女孩子，到了2022年是14岁，那么在2022年，我们会一边给新满13岁的女孩子打HPV疫苗，一边去为当时出差的、漏打的、有特殊情况的女孩子进行补种。等于是，每一年，接种人群就增加一个年龄段，那么到了2026年，就增加到9个年龄段，随着女孩子们慢慢长大，会建立更为广泛而严密的屏障。

段医生提示：

第一批打疫苗的女孩子，等到大概15年之后，会进入宫颈癌高发的年龄，但是发病的可能性已经变得极小，比她们更小的女孩子，也会全部受到疫苗的保护。但接下来这15年里，无法被疫苗保护的那些成年女性，依然需要宫颈癌筛查来阻断通往癌症之路。

鄂尔多斯全市免费HPV疫苗开展时，市卫健委曾有人提出，五年一个周期的两癌筛查刚好结束了，是不是把每年的几百万的经费全部用在疫苗上比较好？我们坚持，宫颈癌筛查绝不能停止。

作为公共卫生专家的乔友林老师则是持续开展着后续的知识普及：任何一种疾病的控制，都需要覆盖足够的人群，这就是在新冠时代大家都熟悉的群体免疫。根据世界卫生组织的建议，宫颈癌筛查覆盖率应该要达到70%，如果达不到这个数字，对疾病的控制是微不足道的。

因为这个原因，宫颈癌筛查暂时不能停止，鄂尔多斯市政府也采纳了我们的建议。筛查—治疗—疫苗，这个系统会继续运行下去。

鄂尔多斯的行动力是超前的，榜样力是巨大的。所有努力，如同在平静的水面上扔下一颗石子，奋力向下穿行，直到与海底深处的力量相遇，碰撞出巨大的波澜。

截至2023年11月，全国已经有上海、广东、浙江、黑龙江等7个省、自治区、直辖市和27个城市为适龄女性免费接种HPV疫苗或提供补贴。中国的宫颈癌防控体系，也成了WHO认证的典范。

如今的鄂尔多斯市，已经建立了一整套抵御宫颈癌的系统。各旗区妇幼保健院的医生，是最前端的防线，他们像毛细血管一样遍布整个城市。人类与宫颈癌的战斗，是逐渐成为一股铮铮浪潮的。这些浪潮，从多年之前就积蓄着力量。

鄂尔多斯免费HPV疫苗全面开展之后，乔友林老师继续在全国各地飞来飞去，在日夜兼程中以身体力行讲述宫颈癌疫苗的故事。他始终认为，偏远地区最为重要，只有这些地区做得好，消除宫颈癌才能成为可能。通过在鄂尔多斯的实践，我们明白了，在这样一个巨大的国家，全国齐步走，免费接种HPV疫苗，在短期内可能难以实现，但有条件和意愿的地区确实可以先做。

我，则更加频繁地往来于蒙K与京城之间。每个月，我会往返内蒙古四趟。要是在北京有会议的话，就改时间。现在我固定会去的旗县是四个，分别是准格尔旗、乌审旗、伊金霍洛旗、杭锦旗。其余的都是不固定的，但是会提前一两个月把时间定好。

　　每周，我在北京同仁医院工作两天，遇到大的节假日我会休息。在休息日的最后一天，我又会兴致满满地前行在去往"蒙K"的路上。

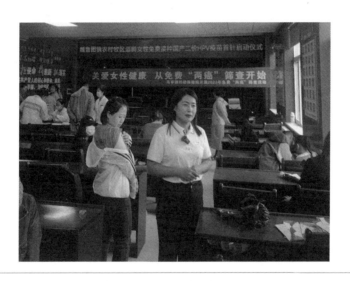

2023 年，乌审旗妇幼开展的两癌筛查与免费疫苗活动现场

999

　　世界卫生组织在全球范围内提出的消除宫颈癌"979"的目标，鄂尔多斯的准格尔旗已经超额完成到了"999"。做到第一个吃螃蟹，一个旗县需要巨大的勇气和智慧。

抵达故乡，我即胜利。

——［俄］叶赛宁

HPV疫苗的免费接种，第一个"吃螃蟹"的地市级行政单位是鄂尔多斯，第一个"吃螃蟹"的区县级行政单位是鄂尔多斯的准格尔旗；第一个做到"979"的地市，是鄂尔多斯，第一个做到"999"的旗县，是鄂尔多斯的准格尔旗。

979——999

开篇我们提到的"979"目标：90%的女孩15岁前完成HPV疫苗全程接种，70%的35岁到45岁的妇女接受高准确度的宫颈癌筛查，90%诊断明确的宫颈疾病患者得到合适的治疗。

截止到2021年年底，准格尔旗已率先实现世界卫生组织宣告的消除宫颈癌的"979"战略目标。并且截至当下，在准格尔旗，已经超过90%的35岁到45岁的妇女接受高准确度的宫颈癌筛查。因而，准格尔旗超前超额实现了"999"。

"8月1日，准旗HPV疫苗启动会。"我的记事本里，记着2020年的这一天。但我脑海里的这一天，似乎比记事本里记得更清楚。

这一天，15岁的准格尔旗女孩郝晔，成为全国第一位免费接种HPV疫苗的女孩。

郝晔回忆，学校老师打电话到家，询问她免费接种HPV疫苗的意向。未成年人接种疫苗需要家长的许可，而她妈妈听完事情的原委，立刻就答应了。

在郝晔家里，HPV不是一个新鲜名词。郝晔的一名亲人曾在几年前发现宫颈癌，治疗后不到半年不幸去世。郝晔至今还记得，亲戚治疗和护理的费用曾让一家人不堪重负，失去亲人的打击更是让一个大家庭雪上加霜。

郝晔的妈妈郭存兰得知女儿可通过接种疫苗获得保护后，没有一点犹豫。郝晔，也刚好排在当天接种队伍中的第一名。

当天，准格尔旗HPV疫苗的接种工作开展得很低调，没有邀请任何媒体，事前也没有在网上发布任何信息，在场的人只有我们的团队和一些必要的医务人员。直到前一夜也就是2020年7月31日深夜，我们所有人都惴惴不安，生怕出现什么变化。

当那一针顺利打下去之后，我们安心了。那是准格尔旗免费HPV疫苗的第一针，也是全中国免费接种HPV疫苗的第一针。

乔友林和第一个接种的小姑娘拍了一张合影。从他和我第一次到鄂尔多斯做宫颈癌筛查，到第一针疫苗的接种，已经过去了15年。从第一次提起疫苗，到第一针的接种，已经过去了10年。那一刻忘了有没有眼泪，因为太忙又太高兴了。

由此，准格尔旗先鄂尔多斯其他旗区一步，率先为适龄女孩启动免费接种，也为全中国开了先河。

而令人欣慰的是，在打完疫苗后的次年，"疫苗女孩"郝晔成为准格尔旗职高护理系的一名学生，她说她将来要成为一名护士，去照顾更多人的健康。

在上一节中我们说到，2019年到2020年的上半年，我们经过了看起来不长、但感觉十分漫长的等待。不过，大家调整了思路，尝试"以点带面"，从说服准格尔旗先行动起来。

准格尔旗隶属鄂尔多斯市，常住人口36万余人，相较于动辄百万的大县，是个小县城。之所以从这里打开缺口，是因为早期"两癌"筛查的试点也是从准格尔旗起步；彼时准格尔旗年均财政收入，在鄂尔多斯各旗区中排名第一。

2020年春天，我和乔友林老师找到了准格尔旗当时主管文教卫生的女副旗长张银银。张银银在准格尔旗工作了许多年，宫颈癌的发病率她较为清楚，整个宫颈癌筛查工作她非常熟悉，每次我回去做讲座，只要有时间，她都会来听。经过多年的交流，她对宫颈癌三级预防的概念和步骤也日渐清晰。后来我们也回想，张银银不仅是位女性官员，同时也是一个女儿的母亲。当时，她的女儿已经在读研究生，在女儿大学入学的第一年，张银银就让她打了自费的四价宫颈癌疫苗。

与张银银沟通的过程真诚而又顺畅，我们一起分析市里的事情，旗里先做，是不是合适，怎么才能做到示范效应。这位行政管理经验十足的女干部为我们提议：准格尔旗刚好在做民心实事项目，她又分管卫生和教育，刚好把给学生打疫苗做成一个健康进校园活动，这不需要和其他部门协调，她有比较大的自主权。

张银银的智慧和勇气让我们佩服，她对项目落地的梳理和勇于拍板的果断也让我们豁然开朗。按国际惯例，一般只给13~15周岁的初中生免费接种，但张银银最后决定，给初高中女生全打上，一口气打到18岁。张银银的话让我感动至今："之前没打，是因为不知道，算是我们亏欠她们的，高中我还管得到，也给她们打上。"让我们准旗的孩子们，健健康康地上大学，她们可以离开鄂尔多斯，可以回到鄂尔多斯，可以成长在祖国各处世界各地，不再有后顾之忧。

2020年8月1日，准格尔旗启动了"关爱女生健康进校园——双价人乳头瘤病毒吸附疫苗免费接种工作"项目，免费为近万名13~18周岁女生接种HPV疫苗，并把该项目列为重点民生项目。截止到当年12月，准格尔旗HPV疫苗的首针接种率达到了84.6%。实际上在正式接种前，本地的民意调查显示，愿意打疫苗的人接近70%。

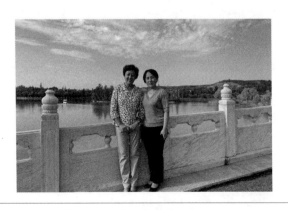

我与张银银

这件民生实事工程"关爱女生健康进校园"项目，当时由准格尔旗财政局、卫健委、疾控中心、教育局4家联合发文，财政局负责项目资金保障；疾控中心负责疫苗的采购和保存运输；教育局负责组织宣传动员工作；卫健委负责协调接种。正是由于多部门联合协调、高效运作，2020年8月1日，准格尔旗迎来了给"草原女儿"们免费接种HPV疫苗的第一针。

 你知道吗？

> 　　准格尔旗这次免费接种宫颈癌疫苗项目分两步走：第一步解决既往人群，即为近万名13~18周岁在校女学生免费接种；第二步纳入常规工作，今后每年只需对进入初中的13岁女生免费接种。

截至2023年8月，准格尔旗已为13373名适龄女孩接种了第一针HPV疫苗，应接种女孩为14628人，接种率91.42%，准格尔旗提前完成世界卫生组织定下的90%的女孩接种疫苗的目标。疫苗接种工作开展4年了，未见严重不良反应。

准格尔旗成为全国首个政府免费接种预防宫颈癌疫苗地区，背后的工作做得很细，我们一起经历了多个谈判、多次磋商。准格尔旗政府和厂家商谈，三针总价1800元左右的二价HPV疫苗，厂家只收580元的费用，个人只需要花费每针20元的接种费，打三针，就是60元。后文中，我会按照我的理解，说说这些阳光下的有效博弈。

2021年4月，从旗县到地市，鄂尔多斯接种疫苗工作全面展开。

如今在政府的全面推动下，宫颈癌发病率较高的我的家乡，女性们将更健康、更安心。鄂尔多斯的主政者十分有底气地说，我们不会再错过一代人。

这个底气，来自一项一项紧密联结的、有着机缘巧合的、有着水到渠成的、甚至充满着政治智慧的规划。

2019年年末至2021年上半年，在我的世界里，在我的眼界里，是充满着斗转星移的变化。

一项项定心丸接踵而来：

2020年年末，国家卫健委启动"健康中国创新模式"试点，计划在全国遴选一批试点城市，以推动HPV疫苗接种为切口，探索消除宫颈癌的综合措施。

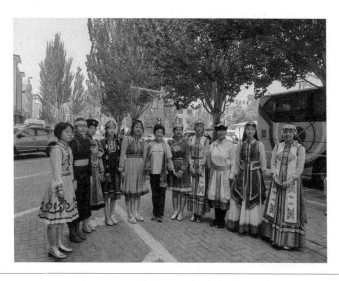

准格尔旗打疫苗的一些年轻女子

2020年12月，全国爱国卫生运动委员会办公室和健康中国行动推进委员会办公室联合发出《关于开展健康城市建设推动健康中国行动创新模式试点工作的通知》。

2021年，国家卫健委公开答复政协委员提案，表明在科学论证的基础上，对疫苗接种纳入国家免疫规划进行统筹研究。同时鼓励有条件的地区积极采用多种筹资模式，逐步开展HPV疫苗免费接种。

2021年3月，首批试点城市遴选结果出炉，包括内蒙古鄂尔多斯、福建厦门、四川成都等15城入选，它们的任务是落实宫颈癌的三级防控，到2025年实现WHO的"979"目标，成为推动HPV疫苗公费接种策略的先行者。

2023年11月14日，国家卫健委等13部门联合印发了《健康中国行动——癌症防治行动实施方案（2023—2030年）》。其中提到，加强HPV疫苗接种的科学宣传，促进适龄人群接种，推动有条件的地区将HPV疫苗接种纳入当地惠民政策。对于符合要求的国产HPV疫苗加快审评审批，提高HPV疫苗可及性，多种渠道保障适龄人群接种。

除了我的家乡，各地政策充满了不同的路径设计和参与活力，有的地区对年龄范围有所拓展，有的地区开展了全免费提供、定额补助和医保支付等多种资助方式，有的地区采取接种二剂次国产二价疫苗，甚至拓展至进口疫苗的方式，大部分地区建立了"政府主导、部门协同、社会参与"的协作机制。

正如张银银为我们设计的"关爱女生健康进校园"路径，很多地区也施行了不同的创新。例如，宁波鄞州区推出"甬有

时间	发布部门	政策	主要内容
2011年	国务院	《中国妇女发展纲要（2011~2020年）》	妇女常见病定期筛查率达到80%以上，提高宫颈癌和乳腺癌的早诊早治率，降低死亡率；加大妇女常见病防治力度，建立妇女常见病定期筛查制度，加大专项资金投入，扩大宫颈癌、乳腺癌检查覆盖范围。
2012年	卫生部	《卫生部贯彻2011-2020年中国妇女儿童发展纲要实施方案》	妇女常见病定期筛查率达到80%以上，提高宫颈癌和乳腺癌的早诊早治率，降低死亡率。
2015年	卫计委	《农村妇女"两癌"检查项目管理方案（2015版）》	2015年完成1000万35~64岁农村妇女宫颈癌检查，其中，在试点地区为54.6万35~64岁农村妇女采用HPV检测方法进行宫颈癌初筛。
2015年	卫健委等16部门	《中国癌症防治三年行动计划（2015-2017）》	对发病率高、筛查手段成熟的食管癌、宫颈癌等重点癌症，逐步扩大早诊早治项目覆盖面。
2015年	国务院	《中共中央国务院关于打赢脱贫攻坚战的决定》	全面实施贫困地区儿童营养改善、新生儿疾病免费筛查、妇女"两癌"免费筛查、孕前优生健康免费检查等重大公共卫生项目。
2016年	国务院	《"健康中国2030"规划|纲要》	提高妇女常见病筛查率和早诊早治率。
2016年	国务院	《国家人口发展规划（2016-2030）》	扩大农村妇女"两癌"检查项目覆盖范围。
2017年	国务院	《"十三五"卫生与健康规划》	加大妇女常见病防治力度，妇女常见病定期筛查本达到80%以上，逐步扩大妇女"两癌"检查项目覆盖范围，提高宫颈癌和乳腺癌的早诊早治率。
2019年	国务院	《健康中国行动（2019-2030）》	以贫困地区为重点，逐步扩大农村妇女"两癌"筛查项目覆盖面，到2022年和2030年农村适龄妇女"两癌"筛查覆盖率分别达到80%及以上和90%及以上（以县为统计单位）。
2019年	卫健委等10部门	《健康中国行动——癌症防治实施方案（2019—2022年）》	到2022年，农村适龄妇女"两癌"筛查县区覆盖率达到80%以上。

健康，母女同行"和"甬有健康，师生同心"的HPV疫苗接种模式，成都市开设周末、假期接种专场，方便学生接种，也有地区开展适龄女教师在教师节期间享受优先接种等模式。

在抽出身来回望这一愿景是怎样一步一步走到今天的时候，我还是会惊讶无比：这股力量如此之大、如此之正向。在这样的力量之间，我如尘土中的蚂蚁一般的渺小，又如草原上的雄鹰一样的自豪。

在站起身来远眺未来的时候，尽管目前各地惠民政策多为暂时纳入政府当年民生实事项目，采取一事一议的保障方式；尽管形成长期制度性安排，在近期各地财政普遍吃紧的情况下还存在不确定性，但我始终想着乔友林老师的那句话：消除一种癌症是一场长征，但长征最终是胜利的。

博弈

在医药领域的杀价，是一场政府、采购方与厂商的阳光下的博弈。HPV疫苗进入公费市场或者半公费市场，背后有着复杂的考虑和角力。

如能善于利用，生命乃悠长。

——［古罗马］塞涅卡

博弈，是我在近些年来观察和体会到的东西。在问诊工作中，角色非常清晰，目的十分明确，流程也很规范，极少有看不见、摸不着，但能感觉到的地方。在公共卫生领域，处处充满着博弈，不是私下密谋，不是零和游戏，是你中有我、我中有你的阳光下的平衡与角力。

相信有些朋友听说过阳光采购、精细集采、带量采购这些词汇，网络上也会刷到被称为"灵魂砍价"的视频：在全国人大会议中心的医保价格谈判现场，国家医疗保障局医保专家和药企谈判代表你来我往，锱铢必较。在确定报价被接受后，一些企业代表激动得热泪盈眶，而中途也有被砍败下阵来的。

这些都属于医药行业政企阳光博弈的一部分，以适当的机制保证患者的用药持续性以及惠及更多的患者，填补医药企业谋取高利润空间的漏洞而又不伤害企业的市场属性。

从卫生经济学的角度，WHO估算，为完成"979"目标的投入，会在未来带来巨大的经济和社会效益。到2050年，估计每投资1美元将会得到3.2美元的经济回报，如果将社会福利考虑在内，这一数字将会上升到26美元。

从各地采购情况上来看，HPV疫苗的价格并未因为政府推行接种惠民政策而大幅降低，疫苗价格仍偏高。目前我国每剂HPV疫苗价格从116元到1298元（约16~180美元）不等，远高于全球疫苗免疫联盟、泛美卫生组织采购价格的中位数。全球疫苗免疫联盟给出的葛兰素史克二价疫苗采购价为 5.18 美元/针，默沙东的四价疫苗仅为4.5美元/针。

这样的国内外价格高差，有望在近年内迅速拉平，并且看着国产疫苗纷纷量产、增量产与进入三期临床的后发优势，女性享受到更为实惠的疫苗、政府拿到更低的谈判价格指日可待。

鄂尔多斯免费HPV疫苗从计划至落地时，高昂的疫苗费，也是决策机构产生顾虑的焦点。当时，各地惠民政策主要基于财政支付能力。但目前国内已上市的 HPV 疫苗种类依然较少，在部分独家品种中，地方政府因采购规模小，整体的议价空间有限。

鄂尔多斯曾在疫苗价格上与厂商反复博弈。2019年，市场上供应HPV疫苗的厂家只有GSK的二价和默沙东的四价、九价疫苗。当年，在乔友林老师的积极推动下，2019年，GSK的代表、鄂尔多斯卫健委代表，以及我们这些工作者，在北京见了一面，进行了价格谈判。

当时，GSK的二价HPV疫苗每针580元，当时要打三针，算下来接近1800元，如果不降价，政府是很难承受的。

乔友林老师更是细化到年龄段，这样分解开来，将一个个庞大的人群数量再乘以价格基数，缩小到以年为单位：一个百万人口的地方，一个年龄段的女孩约有6000人，并不太多；政府可以实施带量采购，跟药企谈判，买到较低价的疫苗。

> **带量采购**
>
> 这是药品招标采购中的一个模式，往往通过约定给予药企一定的市场份额和一定数量的销量，来达到"以量换价"的目的，让群众可以尽快以较低的价格用上合适的药品。

在谈判过程中，厂家表现得很积极，答应参照扶持低卫生资源地区给予一定优惠。当时，卫健委的代表有着扎实的法学基础，对医药领域也非常专业，并且思维逻辑性很强，口才也好，当他知道有扶持项目的优惠力度可以达到买一送二时，就抓住这个点不放，以政府采购具有公信力，适龄接种人数还不到5万等为依据，一直深谈下去。

我十分佩服谈判者的敏锐，他们将我们鄂尔多斯的实际情况完全嫁接到HPV疫苗接种的场景中来——鄂尔多斯人口不多，常住人口200余万，初高中全部女生加起来也才5万人，如果全部接种，需要3000万元人民币；但同时，鄂尔多斯矿产资源丰富，财政收入一直稳居内蒙古自治区首位。

最终厂家表示，三针二价疫苗，只收一针的费用，也就是

580元。实话实说，这是一个超出我们预料的优惠力度。因此鄂尔多斯市政府很快决定，在全市为适龄女孩免费接种HPV疫苗，这个费用政府财政全拿，此事也很快通过了鄂尔多斯人大的决议。为了能够清楚地跟进全流程，我或者零星、或者系统地恶补了不少知识，就像鄂尔多斯项目审批流程，需符合我国《预算法》第三十九条规定：中央预算由全国人民代表大会审查和批准，地方各级政府预算由本级人民代表大会审查和批准。

而同为首批试点城市中的成都市，则没有像鄂尔多斯一样采用政府包揽，地市级和旗县级财政按照一定比例分摊的方式，而是采用了补贴的方式调动接种积极性。2021年11月，成都市卫健委等部门下发了《成都市宫颈癌综合防控HPV疫苗接种实施方案》，对全市没有接种过HPV疫苗的13岁至14岁的在校女学生开展接种工作，以及每人600元的补贴。适龄女学生的监护人可以在国产/进口二价和进口四价HPV疫苗中自主选择。

项目启动前，成都也曾尝试政府带量采购。2021年五六月时，成都初定了接种方案，政府采购采取优先国产疫苗，成都卫健委与当时唯一的国产二价疫苗厂家万泰沧海进行价格谈判，其二价HPV疫苗当时的市场价是329元/针，但企业拒绝降价，随后成都卫健委又与两家跨国企业进行价格谈判，厂家均不降价。

当时也有企业表示捐赠部分以示支持，但销售价格不让步，这就没有达到带量采购的目的。为充分调动适龄女孩HPV疫苗接种的积极性，经过各个部门和专家的讨论，成都决定实行对二价、四价疫苗的适龄接种者每人补贴600元的方案。

按照当时的情况，万泰沧海的二价HPV疫苗只需接种两针，总价658元，加上每针20元的服务费，个人只需承担90多元就能打疫苗，且通过政府渠道还免去预约排队的难度，就健康公平上与其他试点城市无本质差别，还增加了接种者自主选择的空间。

然而，公费市场，或者说政企博弈市场，保持着此起彼伏的热力。晚于万泰上市的沃森二价HPV疫苗盯准了公费市场后，给了其他厂商巨大的压力。

2022年5月，沃森生物和万泰生物二价HPV疫苗共同中标南京政府HPV疫苗采购项目，沃森生物就低价拿下了更多的采购量。该项目采购数量为3.2万支，其中沃森生物以246元/支的价格中标，采购量为2.24万支，成为当时市场上售价最低的二价疫苗。而依然坚持329元/支价格的万泰生物，仅中标0.96万支。

紧接着2022年9月，在福建省政府采购网公开HPV疫苗采购项目中，沃森生物又凭借245元/支的低价"挤掉"了万泰生物，从而获得了独家中标。

到了2023年7月，为了拿下广东HPV疫苗的采购，万泰打破之前一直维持的329元/支价格，直接打了约3.5折，降至116元/支中标。

随着国内HPV疫苗免费接种范围越来越大，政府采购市场的重要性已在逐步提升，加上新的企业纷纷涌入，市场进入良性循环，公费市场成了HPV疫苗生产企业的必争之地，HPV疫苗的最低价，未来还有望进一步下降。

HPV疫苗的降价是一个积极的步骤，也是市场的选择和博弈的结果。得益于国家政策导向、广阔市场需求、生物技术发展等一系列行业催化剂共振，国产疫苗百花齐放、群雄逐鹿。

有报道曾称，HPV疫苗"躺着赚钱"的时代已经结束，接下来，将是硬实力的竞争。的确，中国在第三代 HPV 疫苗的研发上已走在世界前列，逐步实现从"跟跑"到"领跑"的角色转变。

有朋友曾思索长远，她问我，HPV疫苗满足的是一次性需求，等到咱们都"979"或者"999"了，需要注射疫苗的人群和新生人口再没有那么多，那么咱们的药企会陷入内卷么？

我倒是很有信心。的确，大部分人完成HPV疫苗接种程序后基本不会再次接种，目前看来，人口出生率应会保持逐年下降的趋势，对充满着冲劲的国内HPV疫苗厂商来说，海外市场或许是下一个值得奔赴的星辰大海。目前，我们的国产疫苗已经有通过或正在进行WHO的认证，目前至少已经有疫苗获得了摩洛哥、尼泊尔、泰国等多个国家的上市许可。

看得见的博弈，在行业内外、国土内外争相上演。

粉丝

　　回顾这段宫颈癌防治史，一路上最大的感动是信任。来自患者、家属和老乡们的信任，书写着这片古老土地上千年传承的良善，一切值得。

救一个女人，就是救一个家庭。

——魏丽惠

在宫颈癌三级预防进展中获得最广泛的认同，是一个个有序的增长过程，除了有计划、有步骤地实施宣讲活动，还会在实践的某个点位突然爆发性地，获得一些真诚无比的支持力量。

2016年秋天，一个周一的上午，我在同仁医院出门诊，接诊了一位42岁的患者白莲。

白莲带着我熟悉的乡音，带着令人难过的哭腔，还带着惭愧与无措的神情，她解释说想挂我的号的，但当天的号没了，所以硬着头皮来诊室找我，也不知道这样符不符合规定，会不会把她赶出去。

我说，挺抱歉的，我的号已经挂满了，但是我可以为你加号，先说说怎么回事。

白莲表示丈夫陪着自己，在北京已经滞留了近三个月了。去了好几家医院，诊断出好多病，说需要三次手术，排队等床位住院，也是一直住不进。在北京也没有任何亲戚朋友可以投靠，当下待也不是，不待也不是，带来的钱也花得七七八八了。

朴实的白莲跟我说，她不敢总是去医院追着医生问，问了也听不太懂，又发愁又茫然。

好在我和白莲的交流没什么障碍，她也随身带了近期的所有的病历、体检报告、病理报告、B超单和化验单。仔细看过后，基本确诊有卵巢囊肿约9.5cm，子宫浆膜下肌瘤约8cm，子宫内膜息肉，月经后子宫内膜厚2.5cm，宫颈癌前病变CIN2-3累腺，需要及时进行手术治疗。

我给白莲做了个简单的妇科检查，并开了加号单，让她加号后来找我进一步检查。在和分管床位的医生交流后，就收治白莲住院了。

关于加号，我没有做管理，所以不一定具备完全的发言权，但这是作为问诊日医生要面对的常态，我还是做一点说明。

关于医院挂号的加号

加号，在预约医院就诊时发生各途径（线上、电话、现场号源）都显示满诊的情况下，是可以向医生或分诊护士申请的，但由于各个医院及科室的要求，不一定会每次申请都能成功，尤其是在北京这样医疗资源集中、大量外地患者前来求医的一线城市，也尤其是在类似儿科、妇产科这些重点科室。

大多数时候，医生习惯了并且不介意延长自己的工作时间，但加号不仅意味着主治医师延长工作时间，相关的护士、检查、收费、取药等一连串岗位都将发生连锁影响，可能会造成一条线上的工作人员时间上的紊乱。所以，医院有的规定了特定程序，有的规定了加号的最大数量，有些急于就诊的患者，万望你们理解。

虽然说，我们为患者加号的时候，原则上应有必须的理由，如急症但又未达到急诊病人的标准，如首诊医生不出诊、患者又急需复诊，如年龄大的患者、年龄小的患儿、残疾人士，还有当天在医生的建议下，需要转换门诊科室就诊等等。在这些情况下的加号，体现了医疗系统以人为本的管理原则。

白莲的年纪只有42岁，在我看来还非常年轻。的确，在生理上她们都算比较年轻，还在扛着责任、努力生活、相夫教子，还在自身能获得成长的年纪。在她并发如此多病症的情况下，相比起保守的子宫全切手术，还是为她做保留子宫的方案，对她最为认真负责。

在问诊的当时，因为后续病人太多，我未来得及去想白莲所忧患的三次手术是什么意思，如今白莲早已痊愈，我们也没有再细细聊起，我想白莲当时可能是因为信息不对称，一半是由于自己病情较为复杂，一半是由于被吓到了。

三次手术，并不意味着白莲一定要分别接受卵巢囊肿、子宫浆膜下肌瘤、子宫内膜息肉、宫颈癌前病变或其中有合并的轮流手术。

从前医生的诊断是准确的，与白莲应该也进行了是否保留子宫的探讨和决定，那么白莲将面对的情况是：有可能擅长腹腔镜手术的医生，会将其做肌瘤剔除，囊肿切掉，并做病理，确认无问题后，其他由擅长做宫腔镜手术的医生，做内膜息肉和宫颈锥切手术。也有可能，白莲面临开腹手术，医生考虑了卵巢囊肿或宫颈病理有恶变的可能性，待病理确认后，也就有二次手术的可能性。每个医生可能会根据专业擅长的不同，给出不同的解决方案。

到底是三次、两次还是多次？白莲在京越是慌乱，越是频频投医，应当是处在信息过载的崩溃中。

白莲住院后，我为她选择了宫腹腔镜联合手术。

手术中，腹腔镜下见左侧卵巢囊肿直径9cm，表面光滑，无黏连，子宫体右侧浆膜下肌瘤，凸向右侧阔韧带。

切除右侧附件，术中冰冻，左卵巢黏液性囊腺瘤，良性。

剔除右侧子宫肌瘤。

宫腔镜下见宫腔多发内膜息肉，切除多发息肉。

宫颈病变行锥切术。手术顺利。

患者最终保留了子宫及左侧附件，切除了卵巢囊肿、子宫肌瘤、内膜息肉及宫颈病变。

在白莲的手术中，一个重要节点，就是术中冰冻。它常常发生在开腹手术或腹腔镜下手术，不确定诊断的情况中。

 你知道吗？

　　冰冻，也叫冰冻切片，是在手术当中，由于医生不能肉眼判断肿瘤的性质所采取的一种诊断方法。因为患者的卵巢囊肿没有定性，所以需要在术中切除卵巢囊肿，取部分肿瘤组织标本送病理科，然后病理科医生应用冰冻切片机，在-20℃左右时快速把组织冻成一个固体，原来较软的组织可便于切片，此时切片厚度通常为5~10微米大小，切片后进行染色，然后制片，由医生来根据切片上的组织形态进行快速诊断。

　　一般来说，冰冻在半小时到40分钟就可以出来结果，医生在手术的当时就能看到结果，确定是良性还是恶性。如果是恶性，就必须扩大手术范围。

卵巢和附件发生的肿物，一般进行冰冻，排除恶性。像白莲的卵巢囊肿，在冰冻后，确诊是黏液性囊腺瘤，就不用扩大手术范围了，就可以放心不用进一步摘除子宫了。虽然说有经验的医生一般能通过腹水等等看出来，但是不经过此程序，不能够以"金标准"（病理学诊断，是医生作疾病诊断的"金标准"）论断。

 段医生提示：

> 子宫肌瘤大多从初检中能判断是否良性，一般不用冰冻，切掉即可。
> 宫颈锥切一般不冰冻，因为在手术前已经做了病理，确诊了病变。在宫腔镜下切除后，再将术后标本送病理，几天后出结果即可。如果病理显示发生转移或者其他病变，就选择再次手术。

诸多可能性，需要在手术中一一进行确认、进行排除，这是客观而必经的过程。所以，我也理解了"三次手术"为白莲带来的巨大影响。

在手术中会出现很多意外的情况，这个意外对患者来说有时候不一定是坏情况。比如有的产妇在剖宫生产时，医生发现存在子宫肌瘤而且也处于相对好切除的位置，就在手术时顺便把子宫肌瘤切除了。

也曾经有产妇说，之前生孩子腹部脂肪过多，导致医生在缝合时难以顺利进行，后来刮除了一部分脂肪以便更好地缝合和后期恢复，称之为"手术搭便车"。

在很多这样的情况出现时，医生就顺手治了。

在其他意外情况出现时，医生也会负责地选择最佳方案。

白莲毕竟年轻，术后第二天查房，状态良好。

当天下午我下班准备回家，看到白莲的丈夫躺在病房外面的地上，天已经不暖和了，他连张被单子也没有。

我走过去告诉他，白莲的状况已经很不错了，接下来交给管床医生和护士们就行，不用你彻夜陪护，快去休息吧。

他非常不好意思地说，来北京三个月，钱花光了，现在不仅睡觉没地方，也没钱吃饭了。

我赶忙把我的饭卡给了他，说，快去食堂吃吧，现在来得及。然后又把办公室钥匙给了他，让他晚上去我办公室睡觉。

一周后，白莲恢复良好，伤口拆线，办了出院手续返回了家乡。

半年后，我回到家乡准格尔旗做两癌筛查，就给白莲打了个电话，告诉她来复查一下。

第二天，当地准格尔旗妇幼帮我约了200多人筛查。

此外，白莲带来了全村的老少妇女36人，几乎是全村出动。

说实话，我是第一次遇到全村女性前来筛查的情况。要知道，两癌筛查的第一个困难是认知，第二个困难就是距离。让所有人都主动来筛查，这不太现实，就算我们带着设备下乡，下到偏远的乡镇去，有的牧民从自己家到乡镇，都还要三四十公里的路程，光骑摩托都得一个多小时。

当天我们也是非常感动老乡的信任，所有人忙到癫狂。

这次共3天，筛查妇女820人。一个月后，所有筛查化验单呈现阳性的女性，都被电话通知回来做阴道镜取活检。

其中，白莲带来的36人中，就有位76岁的老奶奶患宫颈癌，给予放射治疗。还有3位宫颈高度癌前病变CIN2-3累腺，给予宫颈锥切术。

后来我再次见到白莲，白莲说，段医生，现在我们全村人都是你的粉丝。

白莲及以后的36人的故事，就代表着推广宫颈癌防治这长长旅途中的一次次裂变。

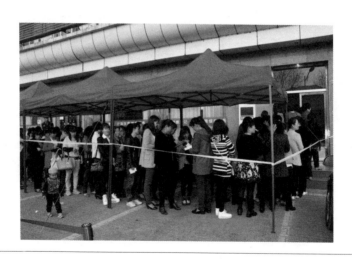

愿意前来筛查的老乡们越来越多

WHO

世卫组织（WHO）"全球首次承诺消除一种癌症"这一呼吁，让医生们在热血沸腾之余进入更高的自我要求和工作要求，也让全球卫生事业从业者们因这一命题齐聚一堂。

现在我要和同仁一起打赢人类和宫颈癌的战役。

——乔友林

在世卫组织的官网上，有一篇2020年11月17日发布的新闻稿《没有人患宫颈癌的未来：全球首次承诺消除一种癌症》。文中提到，"与宫颈癌作斗争也是为妇女权利作斗争。这种本可预防的疾病造成了不必要的痛苦，这是因为世界各地都存在影响妇女健康的不公正现象。我们可以共同创造历史，确保未来没有人再患宫颈癌"。

世卫组织成立于1948年，是联合国的专门机构之一。世卫组织创建之初规定其宗旨是：使所有人都获得可能达到的最高的健康水平。而世卫组织对健康的全面定义是：健康不仅是消除疾病和羸弱，而是身体、精神与社会三方面都达到完全良好的状态。

世卫组织对健康的定义充满了伦理关怀，并对我们医生也提出了要求，比如"五星级医生"的标准：医疗保健提供者，提供高质量、综合的、持续的和个体化的保健；保健方案决策者，要能够选择经费效益较好的措施；健康知识传播者，通过有效的解释和劝告，开展健康教育；社区健康倡导者，满足个体和社区的卫生需求，并代表社区倡导健康促进活动；健康资源管理者，利用卫生资料，在卫生系统内外与个体或组织一起工作，满足病人和社区的要求。

我从"医疗保健提供者"这一基本要求开始工作，慢慢地参与到更大的工作范围里。

与世卫组织和以其为代表的其他国际组织接触，乔友林老师是不可或缺的领路人。乔老师总是慷慨地推送大量的、珍贵的与国际组织和不同国别卫生从业者交流的机会给我，慢慢地拓宽了我的视野。像比尔及梅琳达·盖茨基金会自成立之初就在积极推动的一项重要目标"公平获取疫苗"，为了实现这一目标，他们与中国疾控中心和国内多家大学、研究机构合作，逐步建立了HPV疫苗、PCV疫苗、Hib疫苗和轮状病毒疫苗的卫生经济学模型并进行了相关估算，从疫苗免疫策略、疫苗供应、免疫服务资源、筹资与支付创新机制等多方面入手，为政策制定者提供科学的循证支持。相比起来，我能够做的非常之有限，对他们的理解和钦佩以及升腾出的紧迫感让我在无数个出差的日夜中充满力量。

前文说到，乔老师在二十多年前就受邀加入了WHO国际宫颈癌专家委员会，也是WHO总干事癌症防治专家委员会中唯一的中国专家。从一开始，无论是乔友林老师自己的课题，还是其指导下的其他课题，从设计到执行均完全按照国际标准进行，并根据国内情况对当下适配的和创新的各种方法进行比较研究，找出宫颈癌防治领域的最佳方案。

这样的互动，在宫颈癌防治领域已经持续了至少二十年。为了找到兼具经济、准确、安全、有效的宫颈癌筛查方法，世卫组织专家们开展了多次讨论，寄希望于通过全球多中心研究，研发一种适用于发展中国家的简单、便宜、准确率高的HPV筛查技术。

2003年，中国、印度、美国和WHO合作的"全球多中心宫颈癌防治与快速筛查技术研究"（START）资金批下来了，即比尔及梅林达·盖茨基金会全额支持的1300万美元研究资金。乔友林和各国的同事开始领导各自的研究团队，分别负责START项目在不同国家，以同等的国际标准，进行HPV快速筛查法的研究实验。

在经历了多次的失败、调试、修正和研发后，最终他们在与中外企业和科学界的广泛合作中，开发出了一款名为"careHPV"的快速筛查技术，这是一种"简单、快速、准确、安全，且成本较低"的核酸检测技术。它的原理，类似于如今人们都很熟悉的检测新冠病毒的核酸检测，从病毒的DNA着手，从检测完到出结果只需两三个小时，能检测出14种HPV亚型。

在前文中的"精度"这一节，朋友们也许还记得，我们提到"TCT""VIA-VILI""HC2"以及"TCT-HPV"筛查，"careHPV"就是HC2检测技术的有效补充，是简便可靠的宫颈癌初筛方法。基于综合卫生经济学、流行病学等综合评估，得出结论：基于杂交捕获原理的careHPV检测每3年或5年一次的筛查方案在中国农村地区值得推荐；基于PCR原理的HPV分型检测（如cobas 4800等）HPV每5年一次、液基细胞学检查（LBC）每3年一次是非常具有成本效果的筛查方案，推荐在中国城市地区施行。

结合乔友林老师带队走过的江西修水、甘肃武都以及山西襄垣、沁县、武乡等低卫生资源而宫颈癌高发的地区，朋友们就能更好地理解，一款经济实惠、便捷操作的检测技术是有多么的重要：careHPV所用的试剂无须冷藏保存，配有一个可携带的筛查设备。设备看起来像个台式电脑加一瓶洗脱液和加样枪，可支持96孔板快速批量检测，也可不需要交流电，不需要蒸馏水……极其适合贫困地区的宫颈癌筛查，无论沙漠与高山。

这样的技术就是这么慢慢尝试出来的，它也使我们医务工作者可以尽快找到患者，实时和就地提供检测结果与治疗建议，不必翻山越岭再去苦苦寻她。

这项快速筛查技术在中国应用获得成功，也改写了宫颈癌筛查技术的历史。它来自以WHO为代表的全球机构的努力，也来自我们国家推动健康公平事业的努力。

类似的故事，一直发生着，它们慢慢为我们的卫生事业带来不同层面的福利和进步。

咱们中国，是世卫组织名副其实的创始国。1945年4月至6月联合国制宪会议在美国旧金山召开期间，中国和巴西代表团倡议成立国际性卫生组织，中国也参与制定了《世界卫生组织组织法》。

在中华人民共和国恢复在联合国合法席位的第二年也就是1972年，中华人民共和国恢复了在世卫组织的合法席位。1973年起，我国每年派团出席世界卫生大会，并与世卫组织的多个分支机构保持着紧密的联系。直到今天，推进健康中国建设上升为国家战略，健康作为一项基本权利成了人民必然的福祉，"健康入万策"也倒逼财政资金优先保障健康投入，公共资源优先满足健康及人力资源开发需要，为我国的国民织起了医疗保障的安全网。

在两癌筛查及疫苗接种的事业中，我们已经从接受世卫组织的指导、寻求国际组织的帮助，进而成了国际上的表率。

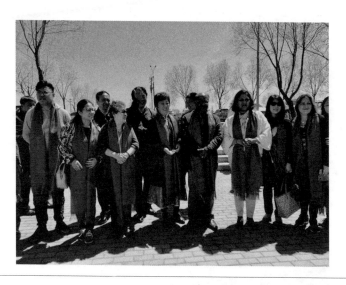

2016年，世卫组织人员前来鄂尔多斯考察交流

2023年4月28日，《中国子宫颈癌三级规范化防治蓝皮书》在北京正式发布，《蓝皮书》的出版，是我国积极履行国际承诺的实际行动，将对推动我国子宫颈癌防治工作具有里程碑式的意义。这项结合了国内妇产科学、临床医学、中医学、预防医学、群医学、基础医学、病理学、药学、病毒学、诊断学等多学科45位专家的学术成果，从防治的角度来讲，这是一个规范和指南；从消除宫颈癌的角度来讲，这是一次新征程的集结号和战鼓。

关于我家乡的宫颈癌防治事业，迄今，世卫组织负责人及相关人员，已经先后三次到鄂尔多斯考察、验收和召开专题会议。

在世卫组织2021年消除宫颈癌行动日活动中，世卫组织特地举办了一场"消除宫颈癌行动一周年"的摄影比赛，书前彩

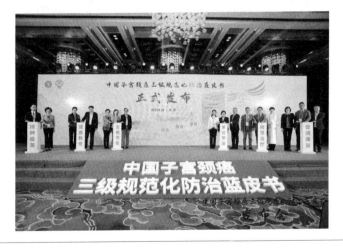

2023 年《中国子宫颈癌三级规范化防治蓝皮书》发布现场

页中的这张记录了鄂尔多斯市女孩免费接种HPV疫苗后欢呼雀跃的照片获得了最高奖，并被评选为当年度活动的封面照片。鄂尔多斯对全世界所有坚定地与宫颈癌斗争的国家起到良好的示范作用。

2023年8月，世卫组织再次专程来到鄂尔多斯的准格尔旗，一方面是考察和交流，更重要的是他们前来学习中国的经验。

与会的国际友人和国际同事，已经都算是老朋友了。听完我们的汇报，一位朋友走到面前拥抱了我，她说，我是月亮。

这句话被翻译成中文后我才听明白。一时间无语凝噎、感慨万千。

后记

在本书即将结束时，我还在不停地思考，我们所形成的宫颈癌三级预防的模式，到底应当怎么优化。在无数的PPT和讲座中，我们去叙述我的家乡、我们的课题、我们目前取得的成果和经验，我们有完整的项目开展的时间线、疫苗接种工作的流程、两癌筛查的工作方法、对属地开展的健康教育和人员培训，这一切，在完善的治疗体系后达成闭环。

预防、筛查、治疗，在这三级中，对一线的我来说最棘手的曾经是治疗。我们的乡亲们，并不是为了检查而检查，是为了治病而检查。如果没有及时而可靠的治疗手段，查出来病，她们就到处跑，急病乱投医。我曾经接诊过一位杭锦旗的女士，得知其查出CIN1阶段的癌前病变却慌了神，自作主张跑到银川去，把子宫全切了，小病大治，让人痛心。

直到大规模HPV疫苗接种事业展开，适龄人群健康意识明显上升，未来全面消除宫颈癌可以预期，我心头的紧迫感却也更加强烈：总有那么一些女性，她们已经患有不同程度的宫颈癌并且未被发现、未予治疗。

有一些大的政策需要程序，有一些必要的资源需要补齐，有一些工作者需要慢慢培养，但有一类人群我现在就要更多地接触，她们在此刻、明天、后天就需要最及时的帮助。

明天我在旗县，有近200号人前来筛查，我希望我有足够的时间留给她们。

如果我也能够在本书中为我的读者解决些具体的疑问，那就更是欣慰。

蓦然回首时木已成林，直面未来也隐见迢迢长路。

图书在版编目（CIP）数据

我们一起面对：关于 HPV 与战胜宫颈癌的故事 / 段仙芝 著 . — 北京：世界图书出版有限公司北京分公司，2024.4
ISBN 978-7-5232-1223-3

Ⅰ.①我… Ⅱ.①段… Ⅲ.①子宫颈疾病－癌－防治②乳头状瘤病毒－疫苗 Ⅳ.① R737.33

中国国家版本馆 CIP 数据核字 (2024) 第 062964 号

书　　名	我们一起面对：关于 HPV 与战胜宫颈癌的故事	
作　　者	段仙芝	
策　　划	北京香江网络科技有限公司	
责任编辑	夏　丹	
装帧设计	小众书坊	
出版发行	世界图书出版有限公司北京分公司	
地　　址	北京市东城区朝阳门内大街 137 号	
邮　　编	100010	
印　　刷	北京汇瑞嘉合文化发展有限公司	
开　　本	880 毫米 ×1230 毫米 1/32	
印　　张	7.375	
字　　数	170 千字	
版　　次	2024 年 4 月第 1 版	
印　　次	2024 年 4 月第 1 次印刷	
国际书号	ISBN 978-7-5232-1223-3	
定　　价	58.00 元